（美）罗宾·内葛 著 张弼衍 译

Robin Nagle

Picking Up

ON THE STREETS AND BEHIND
THE TRUCKS WITH THE SANITATION
WORKERS OF NEW YORK CITY

纽约清洁工纪实

捡垃圾的人类学家

U0397489

华东师范大学出版社

·上海·

图书在版编目（CIP）数据

捡垃圾的人类学家：纽约清洁工纪实 /（美）罗宾·内葛著；张弼衍译.
—上海：华东师范大学出版社，2018
ISBN 978-7-5675-8222-4

Ⅰ.①捡… Ⅱ.①罗… ②张… Ⅲ.①城市环境—清洁卫生—纽约
Ⅳ.① R126

中国版本图书馆 CIP 数据核字（2018）第 196860 号

Picking Up: On the Streets and Behind the Trucks with the Sanitation Workers of New York City
Copyright © 2013 by Robin Nagle
This edition arranged with Tessler Literary Agency
through Andrew Nurnberg Associates International Limited
Simplified Chinese Translation Copyright © 2018 by East China Normal University Press Ltd
All Rights reserved.

上海市版权局著作权合同登记 图字：09-2014-146

捡垃圾的人类学家：纽约清洁工纪实

著　　者　　（美）罗宾·内葛
译　　者　　张弼衍
责任编辑　　顾晓清
封面设计　　周伟伟

出版发行　　华东师范大学出版社
社　　址　　上海市中山北路 3663 号　邮编　200062
网　　址　　www.ecnupress.com.cn
网　　店　　http://hdsdcbs.tmall.com/
邮购电话　　021 — 62869887

印 刷 者　　苏州工业园区美柯乐制版印务有限责任公司
开　　本　　890×1240　32 开
印　　张　　9
字　　数　　185 千字
版　　次　　2018 年 9 月第 1 版
印　　次　　2021 年 5 月第 3 次
书　　号　　ISBN 978-7-5675-8222-4/C.258
定　　价　　55.00 元

出 版 人　　王焰

（如发现本版图书有印订质量问题，请寄回本社市场部调换或电话 021—62865537 联系）

致
ZXDN，
我的挚爱

上帝会注视你的外出和归来，

从现在直到永远。

——《诗篇》第121首

目 录

序幕：宇宙的中心   001

第一章 垃圾回收

  垃圾仙境   011

  实地演习   029

  排班表   043

第二章 名符其实

  身体与灵魂   057

  淘货与自控   069

  整齐划一   080

第三章 改革的花样

  污秽泛滥   093

  废品问题   103

  清洁倡导者   111

  愤怒的大海   118

第四章 环卫体验

你是环卫工　　　　133

值得走的路　　　　143

碰碰车　　　　　　152

提起斗志　　　　　168

第五章 满载而出

迷失在布朗克斯　　177

我们自食其力　　　184

夜犁　　　　　　　201

雪中忙碌　　　　　213

慈善互助会　　　　223

尾声：别人　　　　235

致　谢　　　　　　241

注　释　　　　　　245

参考材料　　　　　263

序幕：宇宙的中心

　　我不经常给我的垃圾车起名字，但是这辆我叫她"莫娜"，因为在我将她猛推到最高时速后，会发出"莫娜"的声音。她还有其他怪癖，这都属于机动车跑过很多里程的典型特征。她的缓冲装置和螺旋弹簧座很早之前就失效，不具备减轻路途颠簸的功能了。她的后视镜振动得太厉害，以至于我身后的车看上去像一个个战战兢兢的污点。

　　晚高峰时段，我正在纽约市狄根少校高速公路上向西开，载着数以吨计的紧密堆积的垃圾，开向垃圾场（更准确地说是一个垃圾中转站）。当我驾驶这重达 35 吨的庞然大物横穿拥挤的街道时，我清楚地意识到没有人会乐于见到我，发动机均匀的哀恸配合着我的警觉感。尽管我占据着这公路——因为极少有机动车会与一辆垃圾车挑衅较量——但每小时 50 英里的时速对我来说已经足够快了。

　　在狄根少校公路与布鲁克纳公路的交界处，我从高速公路上下来进入到南布朗克斯区。这个街区最近才开始从多年的衰落和被忽视中渐渐恢复。我在一条有车辙的路上颠簸而行，穿过一组火车轨道，然后小心翼翼地开到一个秤盘上，在这里一位严肃的年轻人会拿走我的进入许可文件。空气里弥漫着柴油燃烧的青烟，河水也散发着怪味。一旦货车被称完重，我就直接开到垃圾场，那是一个巨大的谷仓式建筑物，再往前开几百码就到了。其他货车已经在那里等候了，所以我就停在队伍（从来也不成队伍）的末端，踩下刹车闸，继续琢磨"莫娜"发出的噪音。也许这声音并不是哀恸，而是一种货车式的宣言，以示我们旅途的仪式性和庄严性；或是一种机械式的循环呼吸，好让她无休止地吟咏单调的音符。我的货车就像一个诵经的僧侣，不过多了 10 个轮子。

* * *

这是一个围绕着路沿、街边展开的故事，它故意回避了一个伟大都市中的核心居所。有些故事的叙述通用于全世界范围内的城市，但这个故事只针对纽约。它聚焦的是一群人，这群人面临着被当代官僚语言称为"市政固体垃圾"的问题。几年以来，我一直试图多角度地探索这个故事。

这项工作——收集"哥谭镇"（美国纽约市的别称）的垃圾和清洁它的街道——主要落在一小群男男女女身上。他们每天全力应对城市垃圾的挑战，从而保证这座城市始终充满生机，他们充分意识到自己的努力只会收获一点点的关注甚至更少的赞誉。这群人组成了"纽约城市清洁部"，一个被广泛知晓，却不被爱戴，又绝对必不可少的机构，负责建立与维持一套流动系统，对城市的安康来说十分重要。这套系统的运作就像一种呼吸，不过交换的是物体，不是气体分子。或许这项工作是像潮汐般定时涨落的：全球经济力量冷酷无情地同时形塑着自然地理生态和政治面貌，这种相互牵制的地心引力制造出不间断的潮落和潮涨。就像终止呼吸将会杀死一个呼吸着的人类，或者使潮汐静止将摧毁地球上的生命，停止"清洁"的节奏对于纽约来说将是致命的。

在很多方面，这个故事难以叙述，因为它没有自然而然的开头和结尾，所以就让我们从中间开始吧。

* * *

垃圾中转站并不在列于绝大多数的旅游行程表中，垃圾中转站附近的居民也不会被居住区的气氛环境所吸引。毫无疑问，垃圾堆是被广泛鄙视的，那些持续不断来装载垃圾的一列列喧吵的大型卡车也是这样。[1] 公众厌恶这些搬运车运载的垃圾，厌恶这些搬运车永不停歇地来来去去，厌恶这些搬运车凿进周围街道留下的凹坑，厌恶它们脏污的废气，厌恶垃圾弥漫的气味有时扩散到远远超过物理定律所显示的范围。我们痛恨垃圾中转站不得不存在的现实，不管它们离我们有多远。

我在想这样一个垃圾建筑物最先是怎么产生的，当然，我们可以思索出一个更好的方法来管理我们的垃圾。就在此时，我身后的车喇叭唤醒了我的白日梦。垃圾清洁工招呼车辆驶上倾卸台，一次只上几辆车。由于我距离队伍前面的车有一段间隔，于是我开车驶向前方。

然后，就轮到我了，直觉里一阵熟悉的兴奋感油然而生，我开着莫娜驶过门槛。显然她又在呻吟。尽管我们理解，这地方注定是令人讨厌的，可她和那多汁诱人、充满脉动、浸满臭气的宇宙中心并无二致。

　　首先来袭的是这股臭气，它占据了喉咙，重击了肺部。生活垃圾中一股甜味腻得令人作呕，让人皱起鼻子的强烈味道从垃圾回收车的后部飘散出来，与堆积散漫在垃圾中转站平台上无数吨垃圾狂浪来袭般的臭气相比，这简直无足轻重。[2]嗅觉反应和肠道蠕动系统以抽搐痉挛作为抗议。通过嘴巴呼吸毫无帮助，任何吞咽或喘气都无法将救命的新鲜空气代入胸腔。简直无计可施！

　　恶臭窒息着鼻腔和喉咙的同时，震耳欲聋的噪音袭击着耳朵。垃圾回收车不管怎样都是喧吵的，但是当好几辆垃圾回收车聚集在一个巨大的金属棚并且一股脑地倾吐出它们的负荷时，那噪音则被剧烈放大。金属相撞的尖锐响声伴随着具有穿刺力的嘟嘟响的辅助提示音和怒吼的液压装置，这听觉上的猛攻就像人力一样撞击回响在墙壁上，太过强烈以至于呈现一种听觉上的纯粹。在这地方轮番上岗的工人们带着肥厚的红色头戴式耳机，而我们仅仅是开车穿过的就不得不忍受这刺耳的噪音。此时，最好的交流方式就是使用手势了。

　　接着是令人印象深刻的内部景观。这巨穴式空间的平台——看上去有几个足球场那么大——它的四分之三都被埋于垃圾之下，那垃圾堆得比我们的货车还高。薄雾似乎有意抑制住从远处天花板排气口降下的落尘，然后与从垃圾堆中升腾的蒸汽融合到一起，生发出一股灰褐色的雾霾。这雾霾令墙角和远处的墙壁都变得氤氲模糊，使得这垃圾退踞到令人昏昏睡去的黑暗之中。一个巨大的推土机笨重地穿过这些垃圾，那速度慢得好像在给垃圾做雕刻。土堆在垃圾的重压下震动着，就像一个人颤抖着的双臂，仿佛希伯来传说中的泥巨人被不可思议的火光赋予了人的感知力，而这火光激活的恰恰是这碳水化合物、丢弃物和逸散物的组合。

这臭气，这啸鸣，这昏暗——可以理解和原谅，新来者误以为进入了现代版炼狱。在第三层炼狱中，饕餮者注定要永世堕落于污秽之中，即便天赋聪颖如但丁的诗人也难以想象出比这更糟的情景。第四层炼狱也被完美地呈现，贪婪者必须承受巨大的负重，并用其负重攻击彼此，永世不停，以此来惩罚他们囤积财富和挥霍无度的罪恶。货车和推土机各自排列着，但是它们完成移动巨大垃圾负荷的任务却几乎是遥遥无期。

这些垃圾的可怕并不仅仅因为它们的存在需要一个像垃圾场一样的地方，还因为它们的起源。它们由曾经有着明显区分的物质材料构成，可如今被毫无区分地捣碎进一个单一的、令人憎恶的、被称作垃圾的范畴。注定从来就不会在一起的东西被污染、被吞噬，不知不觉地进入彼此，它们作为个体的身份被抹杀了。[3]这样的形态变化（或者是本质变化？）意味着，物理世界永远是瞬息万变的，尽管表象上正好相反。如果我们无视这个垃圾场，我们可以更轻易地无视一个更简单但更令人恐惧的事实，那就是"万事无永存"。甚至连我们自己也无法永存。

虽然我去过这地方很多次，但每次到来的瞬间总是令我惊奇。当我看到一位带着红色头戴式耳机的男士示意我停在垃圾堆边缘的空地时，我几乎将莫娜完全停下来，然后打个哈欠，听听莫娜发出的声音，试着浅浅地喘口气。我挥挥手表示感谢然后将车转向，倾听她嘟嘟的辅助提示音汇入到周围的骚动中。

我再次踩下刹车阀，跳下车，拔下导航仪，然后升起莫娜的装料斗，激活她的倾卸系统，让她的装载物倾落到她身后巨大的垃圾堆中。[4]

佛教徒在一顿饭开始之前会进行感恩祷告，其寓意是：我们将要消耗的食物是"许多双手的劳动成果和许多形式的生命的共享"。垃圾场的集聚堆积也是如此。不管是在这里，还是这个世界其他地方的垃圾场都反映着生命的状态，它时而健康，时而绝望，时而迅猛行进。它或者囿于痛苦，或者享受欢乐。即便是没有价值，没有归属，每个袋子里也塞满了垃圾，每枚填塞物里也装满了用过的纸巾，每块破布里也都装满了蜷缩的布条，每棵发霉的蔬菜和布满蛆的火鸡腿也都暗示着无数的故事。研究当代家庭垃圾的考古学家向我们论证，的确，这一领域给予我们关于过去的真知灼见，而这些真知灼见往往就依靠对那些早已逝去的垃圾文明的研究。[5]我们要理解，这些人为制造的垃圾将成为宝藏。

有一种感觉不那么有形，而且很形而上学，即所有那些不被爱戴的东西都保留着它们之前宿主的痕迹。20世纪早期的社会理论提出，即便是"一个被所有者遗弃的物件，它也仍然裹挟着这位所有者的某些东西"。[6]它最初指向的是小范围内或部落社会中的礼物交换，但是这一观点同样适用于任何进入过我们的生命又被我们抛弃的事物。试想，如果我们能够拥有感同身受的能力，即通过体味自己触碰过的东西所留下的气息，来了解彼此，我们将会跑到垃圾场，心醉于彼此的灵魂相交。

但是我们还并没有进化出这样的敏感度。我们生产出垃圾糟粕，我们制造出它们的隐患危害，然后我们发明出垃圾场作为它们被驱逐后的归属，以此欺骗自己：它们将不会伤害我们。但是谁会扮演"冥府渡神"的角色，用渡船将我们逝去的东西运出我们的日常生活，然后穿过冥河斯提克斯抵达一个想象中的犹如垃圾场般的安全地带呢？

或者，更坦率地说：谁来保护我们远离来自自己的伤害？

I

第一章　垃圾回收

Picking Up

ON THE STREETS AND BEHIND THE TRUCKS WITH

THE SANITATION WORKERS OF NEW YORK CITY

垃圾仙境

那是一个阳光灿烂的秋日清晨，树叶和车窗闪闪发光。当瑞·库尔兹拉开手柄，发动漏斗桨叶低嚷的液压系统时，一束光线甚至跳跃在我们垃圾回收车后部塞满的垃圾袋上。由于期待自己能派上用场，我倚靠着垃圾堆以防止不匹配的垃圾倾倒出来，然后在桨叶停止转动、一堆垃圾被推进货车内部时，赶紧站到一旁。当这个机械装置完成一个工作循环时，它的嚷叫高了一个八度。

瑞·库尔兹是一位四肢柔软灵活的金发男子，他48岁，但看上去更年轻些。他有一撮小胡子，轻松的笑容，轻微自嘲式的幽默，以及近18年纽约环卫工人（公认的说法是"垃圾人"）的经历。他的搭档，那个从远处路边将袋子扔向我们的是赛尔·费德里兹。他是个50岁左右的男人，黑发、瘦高，做了20年环卫工作。他的身上散发着一种不可名状的安静，是个开明的烟民，在被诊断出肺气肿之前，也是一天抽好几包烟。

跟随在垃圾车后工作，我可以更好地理解垃圾的人力成本及劳力要求。我们所有人都制造了大量的垃圾，但这是一个我们大多数人都会忽略的麻烦领域。特别是我们忽视了这一工作需要大量规划有素的劳动力付出多少关心和注意。如果那些负责处理当今社会垃圾的人没有每天工作于街道，我们的生活会是什么样子呢？这份工作要求什么？为什么他们得不到应得的那份赞誉？这些都是急迫的问题，自我居住在纽约起，我就决定从城市卫生部门的男男女女中寻求答案。了解他们工作最好的办法就是和他们一起工作，这一想法最终激励我应聘成为一名环卫工人，但是我的研究从跟随这座城市不同地区的卫生团队开始。这也是我为什么会在那个美丽的早晨出现在垃圾车边，惊异于那道光线并且努力不妨碍到库尔兹工作的原因。

库尔兹和费德里兹都在一个称作"曼哈顿七号"的环卫区度过了他们的职业生涯，他们俩都有足够的资历成为"第一区"的正规军，负责这一区域的管道任务。"第一区"的垃圾清洁工作素来领先。垃圾袋通常不会破，甚至在高温的夏天蛆虫也并不常见。就在那一天，在临近中央公园西部、有着考究的褐色砂石建筑的街区，我们正挨家挨户地清理垃圾。

一组环卫工挨家挨户地拾起遗留在一栋栋小型建筑里的垃圾，可能是一座连栋房屋，或者是一栋低调的公寓建筑，或是一座教堂。接着，环卫工们将卡车向前开到下一栋小型建筑的门廊前，去收已等候多时的一堆垃圾，然后去往下一栋建筑。库尔兹是司机，费德里兹则负责装垃圾，但是两人都投递垃圾袋。每组环卫工依据一张长橡木标签卡轮班，这张卡正式的名称叫做"每日业绩记录"，但也通常被称为350，这张卡片上写着上级领导规定的当天路线（route 在此发音为"grout"，而不是"root"）。[1] 路线以线条的形式呈现，被称作"ITSAs"，即个人货车街道任务，这就意味着分布在特定的街区和街道两侧的垃圾将以什么顺序被收集。从百老汇第 84 号大道的南边到中央公园西部，三个街区的距离，在卡片上有三条线，并以"'84，

B'Way - CPW，s/s." 标明。如果街道两边都要收集垃圾（简写为 "350，logically enough，as b/s"），则将会有 6 条线。[2]

　　在我们工作期间，库尔兹会解释其中的一些细节。费德里兹只是笑笑，在猛扔垃圾袋的动作中抖落手中香烟的灰烬。当我们六点钟开始工作时，这早晨静谧的街道就已经成为我们的领地，但是到近七点半的时候，越来越多穿着考究、神情冷酷的人从门道和下倾的门廊里出现。让人感到奇怪的是，我们一天的工作早已全面推进，但这些懒汉才刚刚踏上去工作的路程。然而，我的同事们对他们并不过多关注，行人们对我们则关注更少。

＊　＊　＊

　　环卫部的劳动力出乎意料得少。纽约有 820 万居民，只有不到一万名环卫工人为他们服务（确切地说是 9216 名，其中 7383 名统一编制人员、1833 名普通雇员），他们所有人使得纽约市卫生局的三项任务得以施行。[3]其中前两项任务关于收集垃圾并弄清把它们放置在哪里。卫生局需要保证长达六千多英里的街道每周打扫数次，同时，纽约市 11000 吨家庭垃圾和 2000 吨的家庭再循环垃圾每天得到回收。[4]这两项任务都由卫生局的清洁回收部组织，绝大多数统一编制人员都被分配到这个部门。一旦垃圾被撤离街道，垃圾处理部就必须将其放置在某个地方。这项工作需要占用的人力资源远远少于从事垃圾清洁和回收的人员，但是垃圾处理部占据了整个卫生局 13.5 亿美元预算的四分之一。[5]

　　卫生局的第三项任务是清扫积雪，而除雪并不属于某个单独的部门。公众可能会认为除雪只有在寒冷的月份才是个问题，但是所有在这里工作的人，不管来自哪个办公区、什么级别，是统一编制还是临时作业，他们都会告诉你，由于要为冬季的来临准备多项工作，因此雪是全年工作的一个焦点。

在这些组织部门之外还有其他支持者的折中分类。机械师、律师、水管工、建筑师、工程师、电工、分析师、木匠以及大批其他人共同维持卫生局人力和政策机制的顺利运行。

曼哈顿七号垃圾组为纽约下西区的社区服务，这就是我和库尔兹、费德里兹工作的地方。它是被卫生局划分的59个纽约街区组中的一个。街区或车库——这两个词语是可互换的——基于7个街区的指令来管理（纽约市有五个街区但是卫生局从行政上将皇后区分为西区和东区，将布鲁克林区分为北区和南区）。曼哈顿有12个街区，和布鲁克斯一样；布鲁克林北区和南区各有9个街区；皇后东区和皇后西区各有7个街区，斯塔顿岛有3个街区。

每个街区由一位负责人来监督指挥一组监察人，这组监察人不正式的旧称更为人所知——"领班"。监察人直接管理驾驶卡车的、收集垃圾的以及操作机械扫帚的环卫工人。监察人也作为中间人，协调街面工作人员和卫生局的官僚系统之间的事情。直到2011年，他们的责任都是根据他们所在的地区来安排，这个地区是街区细分后更小的单位。

地理位置、人员需求和设备分配随着车库的不同而变化，例如，曼哈顿一区就是一个只有三个地区的小街区。曼哈顿一区覆盖了华尔街的区域，每周有20辆垃圾收集货车和15辆垃圾回收卡车在此运作，55名工人、办公人员和后勤人员在此轮换工作。对比之下，像布鲁克林18区这样的大区，有7个地区，每周有150辆垃圾收集车和66辆垃圾回收车，工人多达168人。皇后13东区，由于太大了而被成为"庞德罗莎"，它覆盖了两个车库设备里的8个地区。每周有大约185辆垃圾收集车，72辆垃圾回收车和200名工人为劳瑞尔顿区、罗斯代尔区、梅尔罗斯区、皇后村服务。[6]

如果卡车分配是一个衡量标准，那么曼哈顿七区就是该街区第二繁忙的，因为它覆盖了5个地区，每周有100辆垃圾收集卡车和50辆垃圾回收车在运作。[7]曼哈顿七区的5个地区中有4个都自诩为时髦商铺、中产阶级餐厅和过剩的豪华住宅地产的集散地，这些店面住宅从维护良好的独栋家居楼和战前的大石块矩形宅邸演变为像唐纳德·特朗普式庞大结构的大牌新式建筑，盘踞曾经的铁路庭院，俯瞰哈德逊河。曼哈顿一区到四区都很富足，而在五区，曼哈顿的最北边，听到西班牙语的频率和英语一样高，街角酒馆也比高端零售店更常见。比起那些使用手帕巾、需要提前预定的高档餐厅，在这里更容易找到的是并不以咖啡扬名的小餐馆。坐落在曼哈顿五区的边缘地带的哥伦比亚大学，使这个街区转而带有一种大学城的气息。五区的垃圾被认为比曼哈顿的其他地方更重、更脏乱，据说吸引了更多的老鼠。

* * *

库尔兹、费德里兹和我走在街道上，街道两旁伫立着高大的美国梧桐和优雅的联排别墅。忽然，一位女神出现了，仿佛是从无与伦比的晨光中物化出来的。她高挑、苗条，25 岁左右，无瑕的橄榄色肌肤，大眼丰唇。她的秀发整齐地搭在双肩，随着她轻快的步伐同步悦动。我想，这正是理查德·威尔伯的诗《经过》所描述的画面，开头写道，"一位我从未见过的女人 / 黑暗中，从她联排别墅的大门处传来脚步 / 就在她出生的关键时刻 / 那画面太美以至于她或时间定会消褪失色。"

就当我们转头看她时，时间已然消逝，我们在工作上的注意力也在消减。

"她拉拽她的手套声称要做的是什么？ / 一个印满爱的印章的幽灵 / 是门楣缝隙里射进的耀眼光线吗？那蹒跚的太阳 / 在他的困惑中 / 难道忘记了如何奔跑？"[8]

不要管那太阳——库尔兹就是那个蹒跚者。他背靠卡车，双臂交叉，凝视着这位女神。一股轻微的香水味飘过，他闭上了眼睛，深深吸了一口气。我想象着这几缕香气在他下巴周围天马行空般缭绕，仿佛一根纤长的女人手指挠动着他的鼻子。他笑脸盈盈，仍然闭着双眼，我也微笑着观察着他如此坦诚地欣赏这女人的韵致和香气。

我仍然不知道，在那天早晨的街道上我所观察的也是一个赤裸裸盯着女人看的男人，因为任何潜在地排斥盯梢这一举动的路人都没有注意到他的样子。实际上，库尔兹也明白，路人们根本不会看他。多年的工作经历告诉他，每天早晨当他穿上制服时，他和费德里兹以及这个城市其他的环卫工人都变得隐形了。

在机械扫帚运作或卡车开动时，环卫工人们仅仅是需要避开的障碍物。当我在温暖的天气下做着巡逻清洁时，我很快就意识到，要在路障后徘徊的路人们移动一点点是无用的。我扫帚上粗糙的毛鬃将要刮擦到他们穿着凉鞋的脚，但是即便我直接站在他们面前，一遍又一遍地说"不好意思"，他们也根本没有听见或看到我。并不是他们无视我，而是，首先我压根就不属于他们意识认知中的一部分。

制服大体上改变了任何工作人员被看待的方式。男人或女人穿上制服就成为了警察或者消防员、军人、医生、厨师。个人主义被包含进制服所显示的角色中。[9] 但是环卫工人不仅仅是被包含进了这一个角色。由于世俗的、恒定的和顺遂的工作特性，他的制服（官方颜色是云杉色）成为一种障眼法的装置。它抹杀了他。他不用扛枪或举斧，没有人在911急救电话中祈求他，他不被期待去跨入一次危机，去缓和一个紧急事件，去挽救一名无辜受难者。[10] 相反，他的卡车和他的力气不时要介入社区的节奏，这种介入在一个相当规律的间隔时间，以至于它成为了一种非正式的时间片段。

有效的垃圾收集和街道清理成为了一种基本需求，因为城市居民想要远离他们生产的垃圾碎屑带来的有害影响。如果垃圾在街道上滞留太久，寄生虫就会大量繁殖，疾病就将传播，城市生活就将变得危险，并以一种在发达国家的世界里百年不见的方式显现。因此，一个特别令人不解的讽刺是，城市保障市民基本健康福利的第一道防线长期以来被忽视了，而且这个问题不仅仅存在于纽约。

约翰·科尔曼，20 世纪 70 年代哈弗福德学院的院长，曾利用他一部分的休假时间，在华盛顿特区附近做了两周"垃圾人"。一个周六的早上，他沿着清洁路线去往了一个漂亮的城郊街区。[11]"我想这也许意味着今天串门拜访时能交谈更多。"他陷入沉思，"尽管我没有时间进行冗长的聊天，但有足够的时间礼貌地问候。这就是让我惊讶的地方。"

男人和女人给予我的要么都是沉默，要么是全身上下地打量。一位穿着家居服、戴着卷发器的女人，正将最后溢出的几滴汤汁倒入桶中，看见我时她非常吃惊。听见我打招呼，她紧张地整了整身上的家居服，然后快速地挪入房间里。我只听到时钟滴答滴答的声音……另一位女人在她院子里养着一个奇怪的大型动物，像是一只羊驼。我问她这是一种什么狗，她却朝着我打哈欠。我想她听力有些困难，反而叫我问大声一点。在她冷酷地转身离开前我感到一阵战栗。一个正在和两个儿子玩皮球的男人在听到我的声音后抬了抬眼，面色不改地盯着我，然后平静地将皮球扔向其中一个男孩儿。这样的情景几乎在每个院子上演。[12]

当然，人们会朝他打哈欠或者转身离开。在和原定路线上的房主交谈后，他改变了路线。不显眼的劳动者不应该让自己被注意到。他们注定要低着头，闭上嘴，做着他们的工作，缄默地向前移动。尽管许多家庭主妇承认，即使她们被灌输这样的观念，即这群帮助她们带走垃圾的人在更大层面上具有重要作用，也并不意味着她们必须认识这群收集垃圾的人。但愿不会如此！

有一个关于这种"无视症状"的例子特别具有启发性，同时又令人沮丧。我从新晋环卫工人还有经验丰富的老环卫工那里都听到过。一名环卫工正伸手拾起一袋垃圾，迎面碰到了一位遛狗者，恰在此时遛狗者放开了狗绳让狗在那袋垃圾上放肆。可以想象那位环卫工当时的动作，他的身体微屈去抓取那光滑的塑料袋，猛然发现自己面对的是一只狗抬起的腿和它垂涎的唾液。画面转向另一个场景，那位遛狗者啪的一声恰恰将一袋狗的粪便扔向环卫工伸手的地方，于是等那位环卫工合上手时，握住的不是垃圾袋的把手，而是一袋未打包好的粪便。

这一情形有几种处理方式。这名环卫工可以忽略这件事，或者他可以礼貌并坚定地指出遛狗者冒犯的行为，抑或他可以大发雷霆。一个还处于试用期的新晋环卫工最明智的做法是保持冷静，尽管他时常会认为这是最艰难的选择。一位有过几年从业经验的环卫工已经熟悉了这样的瞬间，他知道不管自己做什么说什么都改变不了这名遛狗者的态度和行为。实际上，即便是自己礼貌的言语也很可能会遭致谩骂，所以通常他会避嫌不予回应。

但是对于另一些工作了几年的人，或者同一人在不同的时间里，可能会有不同的反应。这种无礼行径可能带来意料不到的刺痛感，也许是像被蜇了一下，让他发火。在我听到的版本里，那些决定投诉的人起先言语总是毕恭毕敬，也许不一定是真的，然而遛狗者总是以污言秽语回应，这一点我确信无疑。那些咒骂千奇百怪，让环卫工人少管闲事。我居然特别欣赏这毫无逻辑的思维。狗在玷污那堆垃圾吗？这正是环卫工人要处理的工作。

当遛狗者开始爆粗口时，环卫工人面临着另一种选择——可以忽略然后继续工作。那些没这样做的人解释道，他们必须说点什么，尽管他们早就料到遛狗者拒绝听到这些。另外的环卫工则会在第一时间发声，他们有时会进一步自嘲这种神经紧张的交流。最受欢迎的策略——由于没有任何指南推荐这种回复方式，因此这自发的共识令人颇感惊奇——主动将新鲜的狗粪便寄送到狗主人工作的地方。或许他会喜欢在敲着电脑键盘工作时发现它？

人们可以想象到，这个主意将激发狗主人新一轮更加暴怒的谩骂，字里行间通常是"你怎么敢这样跟我说话？"或者"你他妈是哪根葱？"或者他们最爱对公务员说的，"小心祸从口出，你这个混蛋；你的工资是我付的。"偶尔，这位被冒犯的市民会以书面或者电话的形式发起正式的投诉，但是当卫生局的官员听到攻击性投诉时，他很可能与街道环卫工遭遇相同的情形，除了对投诉者念叨些安慰性的话之外无计可施，那些向投诉者保证那个出格的环卫工将受到严厉惩罚的说辞，都是在胡说八道。

也有环卫工人没被完全无视的例外情况。建筑工人和搬运工时常帮助他们将垃圾袋投掷到卡车后部。小孩子们有时会停下来与环卫人员聊聊天、观察他们工作，特别是当涡轮桨叶压碾磨碎诸如炉子、沙发这样的大型器具而发出巨大噪音的时候。老人们也常常进行近距离的观察，有时他们会表达感谢或提出唠叨式的批评。同样，摩托车手也会注意环卫工人，但通常是在他们转道进入狭窄的街巷，穿越半个街区，发现自己被堵在垃圾车之后才会注意到。其实垃圾车正好就在那儿，摩托车手在转弯之前本该很容易在十字路口看到。

大多数人似乎在驾驶汽车穿越街道时就成了傻瓜。或许纽约出租车司机作为一种特别的存在更倾向于一种奇妙的思维。当他看到街道被一辆正在工作的垃圾回收车堵塞，会不明就里地转个弯，他一定相信如果自己足够聚精会神就能让这路障消失。当这一策略宣告失败时，没准这司机会再尝试别的迷惑法：如果他说出了正确的咒语，即如果他够粗鲁，那么垃圾卡车就将消失。

那辆汽车驾驶者惹祸上身了。无休止的鸣喇叭声、叫嚷声、咒骂声是一种颠倒被关注者和被无视者之间正常关系的绝佳方式。环卫工人似乎没有听见喇叭声或谩骂声，他似乎也没有看见那汽车。机敏的观察者会注意到这种可能吗？——环卫工人心情越阴郁，他们移动的步伐就越慢。的确，一些环卫工在听到鸣笛声后会给涡轮多加一圈。可他们除了街道的尽头和街区之外无路可去，所以每当汽车驾驶者感到不便时，环卫工人对加快工作并不感兴趣。而且，这位机动车驾驶者也许是第无数个对他们无礼谩骂的傻瓜，他们已经彻底无感了。（现在谁是被无视的，哈哈？）

我曾在一个早晨亲眼目睹了一场近乎吵架的对峙。一位驾驶 SUV 的男人正试图穿过一堆垃圾泡沫，而此时一辆厢式送货车在他前面缓慢地从缝隙中蠕动着穿过我们的垃圾回收车。当这辆 SUV 停在一位环卫工旁边时，司机嘴边带着唾沫星子，用带有重音的英语质问，为什么不将这该死的卡车挪动该死的几英尺，让该死的车通过？这两名环卫工人转身看了看他们的卡车。如果这卡车与停在路边的小汽车再靠近一点，那么小车的侧视镜就会被蹭掉。环卫工人转身回到机动车旁。

"把车移到哪儿？"司机问道，这是一个 50 岁左右矮壮的非洲裔美国人。"我难道应该爬过那些车吗？或者爬过那卸货工的座位？"机动车驾驶者前额冒着青筋，他坚持垃圾车应该腾出位置，环卫工人如果没认识到这一点就是该死的傻瓜。

卸货工，一个年轻男人，走上前。就在早上，他已经骄傲地谈论过他的父母，在他刚出生前就移居到纽约。他弯下身子直到他的脸只距机动车驾驶者几英尺远。

"你怎么不滚回你原来的地方，你个小混蛋。"他平静地说，"没有人希望你待在这个国家，你甚至都不会说他妈的英语。"

如果那个机动车驾驶者没有被汽车安全带和车门固定在座位上，他很可能朝卸货工猛打一顿。也许他考虑过解开安全带、跳下车，但是当他停下来与环卫工交谈时他已经制造了新一轮交通堵塞，汽车喇叭嘟嘟的声音此起彼伏。他怒目相向，甩出几句诅咒，然后一脚踩下油门，当他急速冲向十字路口时，车轮发出尖利的摩擦声。

卸货工向我解释道，即便你陷入麻烦，面对一些辱骂你也必须反应，这关乎你是不是个男人。如果他的上司无意间听到了这一对话，或是如果这个机动车驾驶者记录下了卡车的车牌号、街道、当天具体时间或者卸货工汗衫上绣着的名字，那么他八成会遭殃，也就是说他会收到一封正式的投诉书。如果这封投诉书具体到细节描述，这个机动车驾驶者可能会由于篡改事实引发积怨，但是他自己却不会遭受什么不利影响。

　　和大众的观念相反，小伙子们实际上会不时让卡车绕着街区走以纾缓交通堵塞。有时，一位泪眼婆娑、声音抽搐的女人可能会让环卫工马上挪开卡车让道。毕竟工作还是得做，而且经常每塞三辆车，就会有两名楚楚可怜的女人前来求情。卫生局曾出台过一个短命的政策，要求某些线路的环卫工每次当垃圾车堵塞住交通时都挪动车子，这一计划曾在民众中掀起巨大的怀疑。对机动车驾驶者彻底的关照使得完整的垃圾收集线路从未实现过，环卫小组轮班驾驶垃圾车绕城而行。

＊ ＊ ＊

　　社会学家韦恩·布雷克哈斯也许会将环卫工作作为日常生活中无标记元素的例证。[13] 如果我们经常找寻那些不起眼的现象，我们周围的世界将被更全面地理解和认知——他称之为"不突显"——因此，这些现象也尚未被研究。[14] 据布雷克哈斯说，它们与那些突显标记的事情、关系、身份和行为形成鲜明对比；它们收集许多注意力，通常被用作描述更大范围现实的例子，但是仅仅认识突出的现象将扭曲我们对世界的理解。布雷克哈斯陈述道，重要的真理寄居在未被标记、未被关注的现象之中。

市政垃圾回收项目就是一个好例证。它们对遍布世界的城市垃圾管理策略至关重要，并且它们通常伴随着垃圾回收如何帮助拯救地球的言论。这是一种不幸的宣言。尽管这一项目有许多好处，它们并没有在维护全球环境健康上完全身体力行。[15]尽管路边垃圾回收——这一被认为对生态管理负有责任的重要构成，赢得了真正的资源和支持。然而，其他并不显著的、更复杂的、有潜力大有可为的选择，例如一个更具政治参与性、抵制大量污染的市民和政府激励措施，而这些中的大部分正是未被标记的，因而是被忽略的。

环卫工人意识到他们从事的是不被标记的劳动，因此他们自己就是不记名的劳动力。一个下午有一位环卫工被动地听着上司为某事嘶吼的训话。当这咆哮平息下来，这位环卫工叹了口气说道，"得了，艾迪，你那么生气干什么呢？这不过是垃圾。"这措辞似乎稀松见惯。继卫生局的资源被调动去应对大暴风雪之后，大伙儿面临着"找寻垃圾"的艰难时刻，这位地区清洁负责人从卫生局上级那里得到了垃圾清理工作的差评。就像其他人一样，他因为每天连续工作 12 到 13 个小时而筋疲力尽。他郑重地担负起责任，然而受到的批评令人刺痛。但是接着，他也不屑地摇摇头，叹息道，"这不过是垃圾。"

处理垃圾的劳动不被注意，这在情理之中，但是环卫工人的肉身却不是隐形的。当哈弗福德学院的约翰·科尔曼捡垃圾时，他并没有穿上神奇的隐身装置。同样的，当纽约的环卫工人们驻守在街道时，他们也并不是透明的，更确切地说，他们一直以来"不在场"的即视感是大文化赋予他们的一种状态。当环卫工忙碌着处理日常琐事时，他们被大众有意识地无视了。[16]

垃圾本身就是繁荣消费型经济文化的一大产物，它未被标记且被故意无视。垃圾清理工作更加被无视和忽略，因为它在物理和认知层面同时存在。一位环卫工人的事业集中在被他人断定为不值得进一步关注的物件和残余上，并且这些残余正被转移到另一个"最终"的安居之所。他们占据了中间性的物理空间——街道，对，但是具体来说是街边、小巷和车道尽头。他们将垃圾这一最不被爱戴的物体移往具有工业用途的地方。他们每天从事的垃圾工作通常都是在社区边缘开始和结束的。他们是介于个人垃圾令人不悦的"此时此刻"和它即将奇迹般抵达的"将来时"之间的调解者。

但是还有更多。他们的工作是预防性的，不是被动反应的，因此只有当它没有被完成时才会被人注意。一个在环卫工人中不言自明的笑话是：他们只在很少的场合才得到关注，其中一个就是漏掉收垃圾的时候。系统化的垃圾收集制度在纽约建立不足 120 年，但是从建立伊始，公众就开始依赖这一服务，并将其视为普通和常规性的工作。[17] 不管什么情况——即便是足以摧毁垃圾场的暴风雨、恐怖袭击、大停电或是火灾——垃圾收集工作依然在垃圾场进行着。环卫工像每天早上都会升起的太阳那样一定会来到垃圾场。[18]

目前为止还在听我讲述的读者中可能有一批感到有些不耐烦了。"嘿,"我想他会说,"所以垃圾人,呃,'环卫工'没有得到很多关注。那又怎样?许多不同工种的工人们也没受到足够关注。为什么我应该关注环卫工人呢?"

很棒的问题。简单回答这个让许多做这份工作的人也惊愕的问题:因为环卫工人们是街道上最重要的齐整队伍。没有一个城市能够繁荣,如果它缺少一个可操作的固体垃圾管理方案的话。如果环卫工人不在那里,这个城市将很快变得不宜居。在垃圾和街道清洁问题得到解决之前,纽约大部分地方都以污秽不堪而臭名昭著。数以千万计的人们没有选择只能忍受街道上堆满各种形式的垃圾残余,他们家中的房间不通风、地下室不透光,他们死于各种各样的疾病,即便在那时大多数疾病也是可以预防的。有许多渠道来应对这些交织的恐惧,但是有效的垃圾收集是改革得以建立的一大基石。当然,警察和消防员、监狱劳教和交通运输、儿童福利和教育都是城市健康发展的必需要素,但是纽约的历史证明:当供人们游览的城市街道和人们赖以工作生活的社区被垃圾淹没时,不论是警察还是消防员或是教师,总的来说,都无法再为这个城市的运转有效地工作。

关键不只是公共卫生,环卫工作之所以重要还有第二个原因,包含两个重要因素。环卫工人是维护资本主义最基本节奏的重要参与者。物质消费总是包含丢弃的必然性,尽管这很少被承认。如果消费产品不能被丢弃,那么它被占用的空间就不能腾出来让新的产品成为家庭的一部分。[19] 因为环卫工人带走了家庭垃圾,我们以消费为基础的经济引擎才不会运行不畅。尽管这是对一套厚重复杂过程的简单化描述，基本现实却是明确的：用过的东西必须丢弃，为新东西腾出空间。

现代消费和丢弃习惯代表了一种史无前例的对时间的利用。[20]我们依赖于快速行动的能力，所以我们假定自己与咖啡杯、购物袋、各种包装之间最短暂的关系，我们必须快速甩掉这些累赘以维持可称之为常规的、必不可少的"每日频率"。这种频率与我们的身份相联系，这身份从来没有这么富有可塑性；消费是我们此刻赖以传播、认知和区分阶级、教育、政治觉悟和宗教信仰的机制。

在这一逻辑下，作为大都市的居民，环卫工人对我们的身体健康具有绝对中心的影响地位，对我们在这个高速运转的世界里塑造恰如其分的公民身份感也具有重要意义，即便是环卫工作停留在纯粹的体力层面上。尽管技术空前的成熟精良，垃圾处理的工作确确实实地落在那些我们习惯蒙之以污名的男男女女身上。约会服务的广播广告发问，"当你可以拥有一名股票经纪人时，为什么去迁就一个环卫工呢？"一位女士送给一位环卫工当天的报纸，当他感谢她时，这位女士犹豫地问道，"你识字，对吗？"卡通连环画中一对夫妇在一家高档餐厅面带忧虑地指给一位女士，并解释给她的约会对象，"当我说我想要一个穿制服的人时，我最初所想的不是这位。"这位男士，被苍蝇包围着，穿着来自"乔伊垃圾服务"字样的夹克。一家报纸报道了一个关于校园足球丑闻的故事，故事援引一位行政人员为校园运动员伪造成绩辩驳的话，并解释道，他希望他的运动员能在邮局找到工作，而不是成为环卫工。[21]遍布纽约市的游客商店里销售着山寨的"纽约消防局"（FDNY）、"纽约警察局"（NYPD）装备，但是几乎没有销售"纽约卫生局"字样的东西。连锁商店、其他零售直销店、甚至是纽约地区的一些学校都会给予警察和消防员折扣，但是环卫工人却没有这种待遇。每一个到了一定年纪的环卫工人都仍旧会记得老师大声疾呼，如果你得不到高分，你就会沦为环卫工。

这一污名让人感到刺痛，但是格外扰人心绪的是，据联邦劳工统计局称，环卫工是这个国家最危险的工作之一，每工时的受伤和死亡率比警察和消防员高得多。

有挚爱的家人成为环卫工人时，人们总认为没有枪炮明火就该为这份工作感到庆幸了。"我并不想某天被枪击中。"一位新晋环卫工告诉我，他将此作为拒绝成为警察的理由。诚然，如同这个环卫工说的那样，他不太可能遇到某人架着枪指向他的情况（尽管这曾经也发生过），但是他很有可能被击中头部、踹中肚子或者腿被杂乱无章的钝物、利器或锯齿状的东西刮伤。他正在处理的垃圾释放的各种有毒物质可能会致残甚至杀死他。同时，由于他在街道上工作，他被痛打、冲撞或被车撞倒的几率极其高。

纽约人对此一无所知。"他们晚上出去倒垃圾，"老环卫工戏谑道，"他们认为垃圾仙人会把垃圾都变走。"这个城市的垃圾仙人就是那些穿着深绿色制服、开着喧哗的白色卡车、在某些街区每天拎起20吨垃圾的人们；他们的家人一定需要调整日程以使他们能够每隔五周连续休息两天；当他们还是新晋职员时，他们只有在结束了一次班的时候才能知晓他们下一个班在哪儿、什么时候开始，然后他们才可以弹跳而起、夜以继日地工作在这座城市的每一个角落，有时是连续数周、数月甚至数年；他们在工作岗位上操作着笨重的机械、在车流中进进出出，他们承受着一系列使人身体衰弱、有时甚至是致命的伤痛，不管他们有多小心翼翼。粗略统计，他们中的四分之一是非洲裔美国人，拉美裔人占比稍少于五分之一，一半以上的是白人，在白人中又明显以爱尔兰人和意大利人居多。[22] 不管他们的种族、他们的工作时间、他们赖以生存的家人、他们承担的各项任务、他们忍受的身体疼痛或者是他们在城市福利中的关键性作用，当这些垃圾仙人穿上制服，他们就仿佛停止了存在。这一点已经困扰了我好长一段时间。

实地演习

这件事发生在我 10 岁的时候。我父亲带我去一个森林野营，那个地方太过原始以至于我几乎觉得我们是第一批拜访它的人类，直到我们发现，就在我们营地的后面有一个大约 40 平方英尺的露天垃圾堆。肥硕的苍蝇在腐烂的橘子皮上嗡嗡直转，空汤罐锈迹斑斑，旁边散落着一只运动鞋，几个皱巴巴的铝箔卷在废弃的中式包装盒旁闪闪发亮。这里还散发着标志性的恶臭。

我被惊呆了。我的野营伙伴们怎么能这么没有分寸？显然，他们让自己的垃圾成为别人的麻烦，这本没有问题，但是这究竟成为了谁的麻烦呢？难道他们以为这是一次特殊的"护林员垃圾之旅"服务？难道会有辆垃圾车按预定从我们未曾注意到的路上出现吗？

这段记忆非常鲜活，因为这是我的童年记忆中，某件确定的事情被揭露为谎言的一个糟糕瞬间。我曾设想大人们关心和尊重野生森林，但是森林中的垃圾堆证明有些人甚至是那些看起来喜欢野营的人也根本毫不在乎。这一认识让我感到愤慨和困惑，时至今日都纠结于此。

这一小撮粗心野营者的行为仅仅是我们大多数人司空见惯的行为缩影，在更大层面上说，我们早已习惯如此对待不再需要和不再渴望的东西。我们将垃圾投向垃圾袋、街边的垃圾桶、屋后的垃圾箱或者公寓楼的滑槽，开车扔进当地的垃圾堆亦或是从车窗扔进去，就让它飘落在街面上，然后从此不再想这回事儿。

这样随性的不经考虑，在英语"throw"our garbage "away"（"扔掉"我们的垃圾）的奇怪构造上表露无遗，这是一种既显性又模糊的行为。我们不是"放掉"它（这暗示着保存它）或者"放置"它（这表明小心地处理它）。我们是"扔掉"它，因此把它置于远离我们的地方，置于一个我们所知甚少的远方。在当今的发达国家，"away"（远方）意味着垃圾掩埋场、垃圾回收厂或者焚烧发电厂（一种新型的焚化炉，以前被称作焚毁器，再之前即是我们熟知的火葬场）。

在纽约，"远方"是指这个城市的海岸线，沼泽、溪谷和外围建筑的尽头，或者翻滚的海洋。这些选择使得垃圾远离视线，但是也离我们很近：今天大都市百分之二十的区域，整个曼哈顿下区百分之三十三的地方都建立在填充物之上，而这些填充物大多数是垃圾制成的。[23] 就像世界上的许多城市一样，当今的纽约屹立在那些被掩埋的历史之上。

20 世纪上半叶，"远方"是指几十个仓促建立的焚化炉和简陋的垃圾掩埋场。他们被罗伯特·莫斯布置妥当，他是这个城市所谓的"建造大师"。这些都是莫斯长期固体垃圾管理计划的一部分，但是它们中的大多数都只持续了几十年的光景。[24] 当它们一个接一个地停止运转时，更大数量的市政垃圾被分流到斯塔顿岛西岸的一个垃圾掩埋场。它 1948 年建设于一个叫做"弗莱斯科尔斯"的有潮汐涨落的湿地。莫斯承诺它将仅仅使用 3 年，但是随着垃圾不断增长，它的足迹持续扩展；到了 20 世纪 90 年代早期，它还是纽约市唯一的垃圾处理场地。这个垃圾掩埋场最终于 2001 年关闭。如今"哥潭镇"的垃圾远跨俄亥俄州和南卡罗来纳州才能到达它的"远方"（这个地方将使未来一代代的考古学家陷入困惑）。

当我离开家开始在这个世界上自谋生路时，我对此一无所知。我只知道我对垃圾有着强烈的好奇心，但是我认为我的问题有些古怪，因为我从未听任何其他人问过这些。直到我搬到纽约市，我就习惯了对自己的冥想保持沉默。因为它们让人发笑；它们让我显得很奇葩。

这个世界上肯定有着与我相类似的灵魂存在。如果我知道他们在哪儿，我肯定要找到他们。一位是艺术家米尔乐·拉德曼·尤克尔斯，她是一个高挑颀长的女人，披肩长发、声调稳重。在她第一个孩子出生之后，她便努力调和作为母亲的责任和有所顿悟时的艺术召唤，可这明显难以调和。维持她孩子的健康本身就是一门艺术。实际上，她意识到，一切维护工作，不管是毫无意识的、单调乏味的、重复累赘的还是必不可少的，都是艺术。

这一发现激励着尤克尔斯发起一个全新的流派。[25] 这一流派最初的表现形式是 1976 年的一场表演，叫做"我每天花一小时进行维护艺术"。以曼哈顿下区的一栋办公楼（同时也是惠特尼博物馆市区分部的所在地）为基地，它涉及了 300 个洗窗工人、保安、门卫、清洁女工和电梯维修工。尤克尔斯花费数月时间与他们早晚班一起，请他们像平常一样干活，但同时也将他们的劳动设定为一种"一天一小时的艺术"。当他们工作时，她给每一个人拍摄拍立得照片，这些照片告诉她，这些人向她展示的是维护工作还是维护艺术。她给照片做了相应的标记，然后将它们摆在惠特尼展览区里；在她完成这一工程之时，已有 720 张照片铺满了整面墙。

一则刊载在《村声》杂志上热情洋溢的评论写道："全世界的家庭主妇们可以欢欣庆祝了！如果尿壶和汤罐都能成为艺术，那么像扫地这样的日常活动又何尝不可呢？"该评论称这个项目有着"真正的灵魂"，并且提出思考，"如果卫生局……可以将常规工作转变为一项概念性的表演，这个城市也许有资格得到美国国家艺术基金会的拨款。"[26]

当然，在纽约还有什么更基础的维护工作比得上这座城市自己的市政环卫部门——卫生局呢？

正如尤克尔斯讲述的那样，《村声》杂志的评论引发了一通与卫生局专员的电话，当被询问"想要和一万人一起进行那项艺术吗？"专员回答道，"我马上就位。"不久之后她就被任命为纽约卫生局的客座艺术家，这个不拿薪水的职位她一直担任至今。[27]

她花了一年半的时间筹备一个叫做"触摸卫生"的表演艺术，这是她在卫生局的处女展。在1979年到1980年的11个月期间，她精心设计了艺术呈现的顺序，从纽约卫生局的垃圾堆到垃圾掩埋场、垃圾焚烧炉、维修点、车站口、午餐间、保洁房、办公室。她跟随环卫工人去往每个街区的每个地方，和他们一起走遍了每条线路，待满整个轮班期间或更长时间，日复一日地来来回回。在她的行程中，她与这个城市的每位环卫工人碰面并握手。那时纽约有8500名环卫工，她会对他们一一说，"谢谢你让纽约市保持活力。"

当我了解到尤克尔斯的工作时，我就被深深吸引了。这个女人，不仅仅心系垃圾和拾垃圾的人们，而且将他们的欢喜作为自己关注的中心。她并不是远观这些，而是与他们建立起亲密而私人的关系，这比呼吁关注他们的努力、欢庆他们的劳动更好。早几十年前，在19世纪与20世纪之交的时候，纽约已经正式承认了街道清洁工，甚至为他们欢呼叫好，但是很少有人记得那段历史，这使得尤克尔斯的工作更加超然卓著。当她做着"触摸卫生"展览时，没有其他人为相似的主题忙碌着（之后也极少有人这么做）。[28]

当我尝试弄清楚我应该在生活中做些什么时，尤克尔斯总让我深思良久。

* * *

人类学是一门有着复杂混乱历史的学科，但是它的基本原则却触及人类与生俱来的创意潜能。[29]一位人类学家想要理解与自己完全不同的世界观时，她会尝试去辨别这些观点中的哪些部分是特殊的，哪些是可以在其他社会中发现的。聚焦于文化实践和遍布全球大大小小社群的社会结构，人类学揭示了：我们人类跨越时间的局限，创造出纷繁复杂的政治结构、经济实践、计时系统、婚姻规则、宗教教义、亲缘模式，令人叹为观止。传统与习惯通过假设这个世界如何运转，世界里各种关系应该怎样被构建来给真理赋予权重。对我来说，人类学最重大的揭示是：绝大部分的真理，尤其那些适应社会情境的真理都是人的发明创造。我们制造了它们。也许是无意识地，但是我们绝不是在真空中制造的，因为我们的习俗惯例和文化倾向是永续的。因此，这些真理是可以被改变的。

人类学贯穿我的学生时代，但是其间我并没有研究垃圾，我错过了它。在我完成学位后，我想是时候再次将垃圾作为我的关注对象了，所以我组织了一个叫做"哥谭市垃圾：垃圾的人类学"研讨会。我的学生和我都把事物的演进看做价值的变化无常。[30]我们思考人们对时间的理解是怎样在最近这一两个世纪被改变的，这与我们和"物品"的联系有什么关系，如果"物品"变质又会发生什么。[31]我们衡量鼓励浪费和激励节俭的不同的经济和社会因素。[32]我们观察那些区别于随意话语的思想范畴——这一范畴几乎要求包罗万象，比如说，就像死亡或者垃圾——来探索这种隔离中隐含的深意。[33] 我们阅读到，厌恶的原理和道德的结构也许紧密相连；[34] 我们研究出，其他人是怎样理解和面对废弃物的；我们解读出，秩序的定义和神圣的定义之间的联系。[35] 与废弃物管理相联系的基础设施的发展历史，特别是在城市，展现了城市历史的方方面面，这些知识对我的大部分学生来说都是陌生的。[36] 以各种方式呈现的个人、企业和政府在垃圾处理上社会责任的难题显然引发了热烈的讨论。

但是这学期最令人难忘的部分莫过于我们去斯塔顿岛的"弗莱斯科尔斯"垃圾掩埋场了。[37] 一位环卫主管带我们去往卸货区，那里吊车司机正挖掘着溢满成千上万吨垃圾的驳船。环卫主管向我们展示了"佩豪勒斯"，这一巨大的垃圾卡车有着两倍于我们高度的车轮，它的前端装载机有着汽车大小的铲斗。参观尾声，我们前往垃圾掩埋场的露天场地，在那里我们看到大到可以推倒整栋大楼的聚合型挖掘机在一批批大型新鲜垃圾间穿梭移动。或者，我们试着去观察它们；成群的秃鹰大小的海鸥俯冲下降，偷袭这取之不尽的食物来源，在这个垃圾场这是很难看到的。[38]

我的学生们在亲眼见证之前就知道这个垃圾掩埋场十分巨大——据坊间传言，它大到甚至可以从太空上看到——但是他们还是对这无边无际的大毫无准备。这凸起的垃圾山似乎要永远绵延下去，它暗示着这曾经是人力而造，但是现在也许是自动的地理式绵延了。[39]"弗莱斯科尔斯"是一个巨大物质力量的集中展示——一个伟大城市的废弃物转型成为了山峰和峡谷，同时有着非同寻常的物流胆量——在这座城市工作的人们怎能不被这永恒的垃圾巨浪而震慑？垃圾用行业里所称的"垃圾流"的方式移动着，但是这庞然大物的扩展似乎是为一次巨大的垃圾洪流而建。看上去它大到足够承接整个国家的废弃物，而不仅仅是一个城市。[40]

也许纽约正不知不觉地模仿来自北美西北海岸的印第安部落人群，他们以奢侈的宴席著称，宴席上摆满了积蓄多年的不计其数的东西、毯子、打猎工具、食物、烹饪锅和巨大的铜块。然而，这些都明目张胆地被破坏了。这一称为"夸富宴"的仪式，其目的在于通过毁灭更多竞争者无法企及的财产来证明个人实力。但是如果"弗莱斯科尔斯"代表的是我们的"夸富宴"，那谁是我们的竞争者，他又在哪儿呢？

纵观我们的研究，最能激发我想象力的问题也是那些让我的学生们饶有兴趣的问题，这些问题更加鲜明地反映在垃圾掩埋场里。就像物体被赋予价值，劳动力亦然。环卫工人的现状如何？哪些人在从事这份职业？他们的工作是怎样的，是在街上还是在垃圾堆旁？[41]

一位人类学家通过田野调查了解与他不同群体的人们的生活。和早先规则塑造的那样，田野调查要求一个叫做"参与者观察"的实践。[42]这一主张是将某一个人融入到一个特定群体或社会的方方面面中，尽量更多地了解他们的世界观并与更广阔的世界来分享这些洞见。我和我的学生越多地探索垃圾劳动力，我就越多地意识到，是时候和同样关注这些问题的人们开始通力合作了，是时候进入这个领域了。

我写了一个民族志的研究项目计划书，询问从本质上来说今天在纽约做一名环卫工人是怎样的，以及知道这些为什么重要，然后我将计划书送呈给纽约卫生局。我非常确信我的计划书是一个特别的提议，并且知道必须证明我并没有对卫生局无礼。我递交计划书后打了个电话，询问他们我是否可以去趟卫生局总部向他们做自我介绍并解释我的计划。然而，他们的反应却不那么热情。

这次交谈成为了你来我往的起点，成为了一场沟通本身的实战调研。卫生局里没有人告知我要销声匿迹，但也没有人让我撤回我的想法。在几个月锲而不舍地通过信件、电子邮件和电话敲开纽约卫生局大门后，我根本没有任何进展，除了彻底了解了官僚制度的阻碍："我们会给你回复的"、"你能再发一次计划书吗？我好像把它错放到某个地方了"、"我们必须和某某人核实一下，他这几周在休假"、"非常抱歉，我没有收到这条消息，你还需要什么"、"这个月没有人能会见你，也许下个月吧"。

同时，我们全班前往"弗莱斯科尔斯"引起了我所在大学公共关系办公室的注意。他们惊动了《纽约时报》，于是一位记者和一名摄影师在2000年的春天陪伴我们去往这个垃圾掩埋场。我问那位记者是否纽约卫生局示意他们跟随我们一道；她耸了耸肩说她确信没有。这次行程的报道几周后上了《纽约时报》城市版面头版的显眼位置，并加上了全彩图片和长篇正文。[43]这很棒——不是空洞乏味的，也不是负面批评。文章在全国多家报刊上同时发表；比尔·格尔菲斯给它配上了一组俏皮的连载漫画；BBC打来电话采访；我的老板也感到高兴。

我希望《纽约时报》的这篇文章能说服纽约卫生局的某些

人来与我促膝交谈，但是它并没有任何成效。这堵墙依然没有被完全穿透。经过长达数月的信件和电话，我终于在 2001 年夏末得到了一个邀约。当时负责公共信息办公室的人离职了，暂时没有人顶替他的位置。也许卫生局职员以为他们可以跟我会面，接着一劳永逸地拒绝我，然后我就彻底消失了，以此保证为他们下一个老板减少一件烦心事。我预料到了他们的想法，但我会使出浑身解数，提出最有说服力的讲述。机会来了——近两年来我一直在等待甚至乞求这个机会，我不想搞砸它。在 8 月底的一个格外愉悦的下午，我独自前往沃兹街 125 号七楼。

凯西·道金斯，公共信息办公室的代理副主任，坐在办公桌前。她的办公室天花板很高，木质办公桌颇有气势。我之前和道金斯在电话里聊了几次，她是一个习惯与经常弄错消息的记者打交道的严肃女人。坐在我旁边的是艾尔·弗格森，现在的三星长官，当时是卫生局的监察。

我开始阐述我的提案，尽量让它听起来友善而专业。我说，环卫工人是纽约街道上最重要的人群。他们对城市的福祉至关重要，但是公众却不知道他们在做什么。除了暴风雪后偶尔简短的致意，他们没有得到他们应有的尊重或关注。我解释道，我想去了解他们，了解他们的劳动，这样我就能写成一本书来向这个世界展示他们的工作有多么关键和艰难，这本书可以揭示我们的环卫工人和他们身后的卫生局有多么值得赞美和尊敬。我从内心乞求你们，请让我安静地加入你们。我向神致敬。我会和你们一样抽烟斗。我们可以交换儿女、和谐共处。求你们了，求你们了，求你们了。

道金斯和弗格森礼貌地听着。当我结束时，她们说会进一步考虑我的请求然后回复我。尽管这不是坚定的拒绝，却也不是我想听到的答复，但是我无法想到说其他任何别的东西来帮助我的这项事业了。我谢谢她们抽出时间与我见面，正当我准备收拾自己的东西时，转念一想，我开口问她们是否有其他问题，是否有我们没有谈论到但他们感兴趣的问题。

"是的。"道金斯回答，"你是怎么在我们不知情且未授权的情况下让《纽约时报》的摄影师和记者前往'弗莱斯科尔斯'的？"

她和我谈论的是近 16 个月前我的班级之行。

"他们没有得到准许。"这是一个问题，尽管我将它作为一个事实说了出来。

"没有。"

"我问过他们；我想他们已经得到准许了。"

"你是倡导这次行程的人，你应该弄清楚这些。"

"当然。"我缓慢地点着头。我感到一种粗麻布被拎起来的冲动感，一种曾经很熟悉的景色突然变得陌生且荒凉的感觉。或许就像，我需要一副经医嘱配置的眼镜，但是直到我鼻子上的那副被猛摘掉时我才体会到那种需要的感觉。

"所以……我犯错了。"我望着道金斯。

"哦，是的。"

不仅仅是失误，是一个大大的过错。纵观历史，卫生局一直以来都被新闻机构、自由作家、记者和漫画作品轻视。它在公共场所中被嘲讽，在城市功能上被忽略，在每一个可以想到的情形下被置之不理。同时，它从 19 世纪 80 年代起被混乱的设置为一个高度层级化的、严格官僚化的、例行惩罚性的机构。尽管有如此庞杂的障碍，它还是每天清理着纽约的垃圾。如果连卫生局自己都没有坚定的立场去发布和传递利于其公共形象的信息，那么没有人能为赢得卫生局的公共形象做出些什么。尽管这个目标不一定总能实现，但好歹是努力的方向。

刊载到《纽约时报》的文章是正面的——我想，卫生局所呈现的面貌看上去相当好——但是文本和图片缺失了重要的一块。事实是纽约卫生局没有人发现它的存在。突然在一个工作日的早晨，在一家世界最具影响力报纸的显著版面上，有一篇配图长篇文章展现了一个班级的大学生远足前往卫生局最重要也最具争议性的地方。在一家重要媒体上有负面新闻很糟糕，况且如果一个大新闻，出乎意料地被登载，那么不管它是什么基调，都显得更糟糕。

我战栗着，想象着自己一定会受到来自公共信息办公室主任、副主任、职员的轮番指责，很可能还有来自道金斯的责难。看上去，我已经迂回绕开了那些我之前应该取得许可的人，他们是最不悦的。

我在椅子里垂下身子，"这意味着你们不能信任我，是吗？"

"这使得信任你更难了。"道金斯承认。

"如果你们不信任我，你们就不能让我做这个项目了。"

她没有回应。

我垂头丧气地离开了沃兹大街。我想不出来怎么修复自己和道金斯及其他同事的关系，也想不出来下一步该怎么做。第一次，我考量自己可能再也无法走进卫生局了。

* * *

2002 年，纽约迎来了新市长。迈克·布隆伯格任命的机构负责人表现出比多年惯例更慷慨大方的风格。他的卫生局总长对待涉及他所在机构的外来提案并不轻率，一部分原因是他与这份工作的联系已经超越了市长任期的短暂与即逝。

约翰·多尔蒂，一位有着锐利眼神的瘦长男人，是卫生局历史上少数几位从街道环卫工做到最高环卫长的一位。1960 年，在他意识到自己的颈椎旧疾使他无法进入消防部门时，他成为了一名环卫人（这是 20 世纪 50 年代到 80 年代对环卫工人们的正式称呼），之后层层高升，在 1994 年成为了卫生局总长。他1998 年退休去了加利福利亚州，但是当布隆伯格邀请他重操旧业时，他封存了心爱的摩托车，搬回纽约，重新执掌这个他比任何其他在世者都要了解的机构。[44] 当多尔蒂回来时，韦托·图尔索加入了他。

图尔索有时会被错认为电视中的人物杰拉尔多·瑞弗拉或者歌手托尼·奥兰多。他喜欢双关语，热衷高尔夫，对工作无比热爱，尽管要他说出关于环卫的好话总不那么容易。他从1978 年到 1990 年执掌纽约卫生局公共信息办公室，当市政厅找到他时，他正在一个私人公司工作。

在卫生局的两个朋友代表我和图尔索谈话，他同意和我碰面。几次交谈后，他让我查询卫生局的档案文件——那时，档案文件塞满了他办公室书架上的几个盒子。仅仅这小小的收藏就充满了宝藏。我沉浸在跨越一个世纪的年度报告、暴风雪总结以及对马厩、垃圾堆、垃圾掩埋场的描述中。这是一位学者的欣喜，尽管当我情不自禁地大声朗读这些珍宝般的文字时，他的职员希望此时他们工作的小隔间有门隔音。

《打扫》杂志，是卫生局在 20 世纪 50 年代末到 70 年代初出版的小型季刊，是我的一个有益发现。每期刊物都包括来自名人（例如埃莉诺·罗斯福）的嘉宾社论，来自纽约卫生局工程部主管的好书推介（美国公共工程协会出版的《市政垃圾处理》就是其中之一），有着特殊技能的环卫工人简况（例如，全国排名前列的健美先生、快艇选手、针织衫设计师）。我从《打扫》得知，1962 年纽约有 11 个垃圾焚烧炉，垃圾焚烧工人有自己的工会，以及纽约卫生局曾经有过自己的拖船舰队。我读到关于著名指挥家列奥波尔德·斯托科夫斯基在著名的环卫部门军乐队担任嘉宾指挥的描述。还有 1964 年新中央维修商店建在皇后区的简介，有关于"让美国保持美丽"的新兴市民组织与纽约市早期合作的细节。[45]

这种档案式的研究非常引人入胜，但是我需要实战演练，这意味着我必须赢得图尔索的信任。通过流连于这些文字记录，我花费了尽可能多的时间出现在他的视野里，亲笔从这些老文件中摘抄了几十页资料。经过了大半个夏天和秋天，经过了与图尔索的多次交谈，经历了完整提案和计划修整，我开始一点点筹划进入垃圾场，最终扫清了参访"曼哈顿七号"的障碍。

那时候，"曼哈顿七号"挤在 57 号大街哈德逊河畔的码头和西侧高速公路之间。[46] 一个朦胧的秋日清晨，在点名前大约一个半小时，我走过一个有罩盖的盐堆、一排安静的卡车，一列像庄严排列的圆括号般整齐堆放的耕犁刀刃，一个波纹状棚顶的汽车修理店，我踩着饱经风霜的木楼梯爬到拖车上，那里坐着这个区域的监察长、监察和职员们。拖车内部的油漆已经脱落，空气中携带着刺鼻的消毒水气味，这气味在纽约的每个环卫垃圾场、警察管辖区、地铁站、监狱和公立学校都已司空见惯。（这气味在城市公共区域太普遍以至于它能成为纽约市的标志性气味，也许可以取名为"纽约城市真我精华"。）

当抵达"曼哈顿七号"时我感觉自己准备就绪，但是我的无知将被一层层揭露出来。我对塑造这份工作的真正力量一无所知。

排班表

"你有多少时间？"

第一次听到这个问题，我感到颇为吃惊——如果知道这个答案，我们的生活将发生多么剧烈的变化！但是，没有人提及我们无法逃避的死亡。在这份工作中，你会被问及这身环卫工制服将穿多久，这是一种探明身份的方法。环卫工们在初次见面时会问对方这个问题，因为它能迅速反映出对方在这个部门等级制度中的位置。它会清楚地显示谁有着分配工作和加班加点的权限，谁将得到调任的机会，谁离退休时间最近。

"5 年。"这或许是对问题的一种反应。

"你被击败了。"如果发问者已经在这份工作上待得更久的话就会这样回答一个新晋职员。短暂的职业生涯中最开心的一天莫过于当一个平级的新职员来临时,因为这代表他就不再是花名册上资历最浅的人了。[47]

身份问题仅仅是时间统治这份工作的多种方式中的一项。在纽约卫生局,时间是一张进度表,一个论证的要点,一次惩罚的理由。它被划分、被分配、被谈判、被置换。它将工资和吨位解释为成功或失败。它塑造着这一天,这一月,这成就一项事业的年岁积累,这最基本的自我意识。[48]

操作板是时间的试金石。每个卫生部门都有一块,所有的操作板都会显示详细的实况信息。只用看一眼就知道谁在哪里工作,和谁在一起,在哪辆垃圾车或者洒水车上或者使用哪条机械扫帚。它每天都在变化,支配它的人有着相当大的权力。

一块标准的操作板大概 5 到 6 英尺高,12 到 15 英尺长,尽管这尺寸也时常改变。横向的槽口径直延伸与自上而下的垂直线相交。卷进槽口的是白色和彩色的卡纸,大概有十个,每个三英尺长。每个人都有一张这样的卡,包括官员们。不同的颜色对应不同地区的街道。每张卡上印着姓和名字的首字母,一个编号和一个日期。这个编号是编制职员的名单号,这是基于职员在公共服务测试中的表现而定的,也是他们工作开始的第一步;而这个日期则是他们工作第一天的日期。这两个细节决定了他们的资历,也大抵决定了他们外显的职业生涯。

如果有人在休假,那这个信息一定会显示在操作板上。同样，只要有人请病假、受伤、请丧假、被派到不同的街区、因为薪水问题怠工或者擅离职守，这都会在槽口内卡片的相应位置显示出来。当然，项目表上也会有记载。

项目表是一周中除了周日的单日信息表，显示的是环卫工人或官员按既定时间休假的信息。如果一位编制内职员在安全训练部、在沃兹大道卫生局总部或在其他几个有限的部门工作，那么他每五周只在周六休息，其他的休息时间根据排班表而定。这个排班表太过复杂，以至于它占据了整个布满线条和数字的表格，这就是行话。

排表系统由工作的人力要求来安排，由持续和细致的统计来确定。每一个垃圾收集任务的必要元素都会被统计到哪怕最小的排班增量中，然后被转化为一美分一美分的工时，再换算成一美元一美元的计量标准。环卫工人八小时的轮班是严格规定。多长时间到达垃圾收集路线的起点，路线本身的长度，多长时间能完成对某一街道或某一街区的清理，去休息或去吃午饭的路途上花多长时间，休息时间有多久，午饭时间有多长，取道什么路线去往下一个垃圾点——这些只是各种以空间（英里）和时间（分钟）计量、预期、记录的变量中的一部分。

驾驶什么类型的卡车跋涉数英里，在任何时间任意的天气状况选择任何可能的路线花费多长时间短途旅行（GPS 会给予帮助），每天、每个轮班、每条路线、每个街道、每队队员能收集多少吨垃圾，多少加仑的摩托车机油、重型机械油或防冻剂被灌入多少辆汽车里，车库里停着的汽车上有多少轮胎被多少车轮螺桩固定住，车胎胎面每年的磨损率——这些都被预估、量化和计入预算。卫生局可以预计连续运行三个轮班的垃圾车（速度相当快）和只在一个或两个轮班中工作的垃圾车（速度较慢）的磨损率。短期和长期的成本预估都要通过这些数据来计算，并由卫生局管理和预算办公室的会计师们整理和阐释。

基于这些从诸多定量数据和多年经验中得到的林林总总的细节信息，卫生局会考量在一周 6 天的工作日中需要多少环卫工人，然后计算出系数为 1.5 的备用人数。这意味着，每一位工作人员，都计划有半个人来填他的缺。当 4 辆车被安排给 8 名环卫工人从事垃圾收集工作，那么名单上就有 12 个人被设定从事这项任务。如果最初的 8 名环卫工随这 4 辆车外出工作了，这多出来的 4 个人就会被分配其他的工作，通常是在人手不够的垃圾场。每天上午晚些时候，卫生局就会观察整个城市第二天的人力需求，考量哪里的环卫工太多、哪里的环卫工不够，然后发布指令来纠正这种不平衡。这些指令将通过卫生局总部传达到各区长官，再传送给各个街区，那里会有专人负责设定排班项目栏。

在每个轮班结束时，整个城市的垃圾场和清洁仓库外的排班项目栏前都会聚集着一群人，来确认他们第二天会在哪儿，会做什么工作。如果某位环卫工的排班出了问题，会在排班栏上出现特殊安排的时候被首先发现，而这会引发长达数小时的猜测和争论。当排班已形成规律的资深环卫工们查看排班栏时，他们大多数只确认他们已知的信息。资历浅的环卫工则很少能预测他下一个轮班，因此排班栏成了他们重要信息的来源。不管排班栏告诉了他们什么，他们都指望能得到一些琐碎的工作，例如处理垃圾箱。

处理垃圾箱的一组环卫工们会驾车去往一条街或一个大道，从一个角落到一个角落地倾倒公共垃圾箱。这是最西西弗斯式的劳动，因为不像是垃圾收集路线，垃圾箱路线是没有终点的。当一个通道的清理工作结束后，这组环卫工又回到路线的起点重新再来。这种情况常常发生，一名环卫工驾车，另一名提垃圾箱，当踩脚踏板驾驶到两站之间时他们通常会交换岗位。然而，这组搭档决定将垃圾车上的脚踏板移除，理由是它不安全。[49] 现在是一人驾驶另一人步行，这使得垃圾箱清理路线更慢更累了。

沉闷能激发恶作剧。就像萨尔·费德里兹——我在"曼哈顿七号"的好伙伴——清理垃圾箱的那次，萨尔恨透垃圾箱了。

在他清洁第一个通道的某个地方时，费德里兹遇到了一个破烂不堪的垃圾箱。那是一个用橘色金属带子做成的老式箱子，看上去很不结实，几乎不能装载垃圾。他本来打算倒空它，然后送回街道上，这理所应当。但是，恰恰相反，他将整个垃圾箱投到垃圾车后部，拉开手柄，把它发送进垃圾处理器。他喜欢箱子发出尖利的声音，喜欢它在刀刃之下被折成雕塑般的形状。他正准备开始自己的欢乐行动，没想到此时肩背被拍了一下，他转头看过去，一位年长的女士正朝他瞪眼。

"你刚刚扔了一个好端端的公用垃圾箱。"她训斥道，"你破坏了城市财产，我刚刚看到了。"即便环卫工再隐身，如此这般也的确无话可说了。

"哦，不是的，女士。"费德里兹毫不犹疑，"垃圾箱是去垃圾车里维修的。几分钟之后它就会从前面出来，抛光完后它就和新的一样了。我们经常这么做的，垃圾箱总需要一些保养的。"

当费德里兹迅速跳上后踏板，挥手再见，示意他的搭档向前开车时，那女人的眉毛扬起来，几乎要接近她硬挺的蓝色发际线了。

垃圾箱清理一般交给资历浅的环卫工，但有时也有例外。一个周日下午，一场暴风雪过后的一周，一群环卫工们萎缩在厚夹克里，在"曼哈顿七号"垃圾场里谈笑风生，同时寻找干燥的手套。感觉午饭时间要比平时短了，于是他们准备赶紧撤回。每一个活动着的身体在这连续的八天里都经历着强制性的超时运转，但今天是他们第一次追着垃圾跑，因为暴风雪把他们所有的精力都转向清扫街道了。纽约人行道上的黑色垃圾袋都结成冰块了。临近大型公寓楼的一些垃圾站堆着齐肩高的垃圾，甚至要延绵一个街区那么长。

我们已经外出很长时间了，在这让人瑟瑟发抖的冰雹中持续工作。但是即便轮班长达 13 个小时，还是有出路的。许多垃圾车从早晨起就超载了，所以环卫工们不得不接力工作，这意味着他们将开着满载的垃圾车去往新泽西的垃圾场，清空它，然后再开车回来。[50] 只要求司机接力，所以倾倒工们就指望着停工期了。

但是这一天却并非如此。

监事主管平静却死板。谁不参加接力工作就要去清理垃圾箱。我看到超过 20 年工龄的男人们惊愕地望向他，好像他在说乌尔都语似的。他们确信这位主管知道多年来还没有资格老的环卫工去清理垃圾箱的。一个男人，垃圾场里的三号人物，迎着监事主管的脸刷地站起来。"你他妈的在说什么？"他大声问。"他妈的垃圾箱。"监事主管冷静地回复道。"我是有资历的。"前者说道。监事主管微微一笑。他提醒那位环卫工，在强制加班时间里，没有资历一说。

这引发了许多抱怨，但是监事主管还是得到了他想要的。他没有示意任何人去垃圾箱清理的路线。相反，就像他预期的那样，所有未参加接力的人都乘上第二辆垃圾车继续寻找垃圾。

我曾经听到一位三年工龄的漂亮环卫女工问一位颇受欢迎的监事主管能否换岗到他的垃圾场。"但是你不会让我去倒垃圾箱，对吗？"她祈求道。她似乎眨了眨眼。这是一个荒唐的请求。资历老就是资历老。如果这名监事主管弄乱了这个排班表，他将受到工会和管理层的耻笑。如果这女人是个男的，这至多算个可笑的要求，但是正因为她是女的，如果他答应这么做的话，或许他很可能会失掉这份工作。于是这女人没有被换岗。

* * *

我花了好一段时间才了解时间在这份工作各个方面所起的重要作用。最初，想要解码环卫工人看上去不受欢迎的迹象实在分散了我太多精力。

我起初计划每周在白班开始的时候，在"曼哈顿七号"垃圾场待上几次，在点名的时候和几个伙计随便逛逛，然后加入不同环卫小组的路线中。在我们一起工作时（当然我得帮忙把垃圾装满卡车），我会问他们问题，他们会告诉我一些机智有趣的故事，我仔细地将它们记下来。我们也成为了朋友，或许他们甚至会像看望一个表亲或妹妹那样来看望我。经过足够时间的研究调查，我可以将这些故事和相关的人类学研究结合在一起，然后向这个眉飞色舞的世界展示环卫工人们不可或缺、引人入胜的真知灼见。

我相信我具备一整套直接而特别可行的研究设计。除此之外，我的初衷是高尚的，我的激情是真实存在的。我期待来自这个城市每一位环卫工人的热情欢迎。

然而，事实证明，我的出现并没有让任何一个人高兴。没有环卫工也没有环卫官展现出一丝一毫对我研究的兴趣。事后分析，这理由非常明显，因为没有人想和我交谈。根本就没有。

纽约卫生局的工作人员有过太多和记者以及其他报道形式打交道的经验了，他们通常满脸笑容过来，带着笔记本和一些问题，待上一天或一周，然后就打道回府，捏造出一些充满影射和误差的故事，在报纸头条和新闻广播里大肆宣扬。同样地，当我带着笑容、笔记本和一些问题出现的时候——我关于支持他们事业的高谈阔论无关紧要——我不经意间契合了同一种模式。这些人断定，我这不同寻常的包装（人类学家什么的？）是以一种并不明晰的尝试来掩盖我真正的意图，不管它们是什么。他们中的一方很确定，我是被长官送来的，或许还是纽约市的侦查部门送来做垃圾场间谍的。这一观点可以从我的外形上找到证据：这种极客式的装束显然意味着一种掩饰。另一方则争辩我并不是间谍而是来找汉子的。否则为什么一个中年女人想要花时间在这个男性统领的地方呢?

这个地区的监事长官,听命于来自市中心的指令,将我分配到一个即使曝光在媒体面前也安全的环卫组,他们不久前就已经拍摄过一部关于垃圾的纪录片。威利·布赖恩特,一位三十出头的非裔美国人,他很瘦很高以至于我一见到他就给他取外号叫"伸展"。作为一个环卫老手,他很自豪自己能把制服熨得平平整整,于是有时会对同事们不那么注意形象的态度不屑一顾。他的搭档安德鲁·麦克伯尼("麦克"不是他的真名)是一个四十岁左右的矮个儿白人,他以前是大巴司机,是从纽约运输局转到卫生局来的。当我问他为什么转到这儿来时,他阴郁地说,"因为这里的垃圾不会说话还嘴。"

早上的点名很大声,因为许多男人都在一块小空地里集合,一小撮人聚在排班表前指指点点并且议论纷纷。我不知道他们在说什么,但是很明显,新手威利和麦克是他们议论的对象之一。后来,我才知道,因为我,他们俩被安排完成某条路线白天的垃圾收集工作。通常分配到这条路线的小组会被临时安排去干别的活儿,因此他们俩不太高兴。

了解到这一安排,我加入了威利和麦克,在街道上拖拽、提拉、投掷垃圾袋和垃圾箱,尽全力帮助他们装载垃圾车。他们被我的努力逗乐了,但是并没有叫我停下来。在实地工作的第一天,我学到了几个重要的教训。

1. 服装很重要。不戴手套、不穿靴子拾垃圾是愚蠢的(麦克看到我的窘境,借给我一双手套)。和环卫工人站在一起拾垃圾却不穿上制服会吸引路人的注意。我心里暗自记下,要去找些普通的制服装备来保证我双手双脚的安全，同时我也至少能稍微融入到他们之中。

2. 语言很重要。据纽约卫生局称，垃圾会进入到"回收"车里，环卫工人将垃圾放到车里的动作称为"正在回收"。这一说法些微改变了这项工作的意义。（"你有爱好吗？""我回收垃圾。""啊，你把它们放到剪贴簿里？遮蔽箱里？你的回收有价值吗？你或许是从奶奶那儿继承它的？"）

3. 垃圾非常重，我不知道如果不使上损害身体的蛮力的话该怎么去移动它。

4. 垃圾车很吵很危险。即便是第一天，我就听说了关于它致人伤残的事故和意外事件。在垃圾车边上工作，如果麦克或威利不大声叫唤，我根本听不见他们在说什么。看着垃圾车后部的刀刃将垃圾舀入垃圾捣碎机的机身，我被它的力量给震慑了。本来上扬着的垃圾很快被抛掷回车底部，这一动作频率之高令我叹为观止。

5. 当垃圾成为了组织上的参照物，熟悉的地理路线就被完全改变了。我不再仅仅是一个常常想着垃圾的人了，现在我是拾垃圾的人了。我看到的不是有着温馨住所和绿化的高档公寓区，而是绵延不断的一团团深色垃圾袋、金属罐、塑料盒。我们那天的路线并没有覆盖大的垃圾袋站点，但即便是在最简单的路线上，挨家挨户的垃圾收集也引得我几番嘲弄，垃圾真是人性最平庸、最焦虑、最迷惑之际无穷无尽、放纵形骸式的展现。

6. 垃圾有一种顽固的本体论式的执拗，这点直到我跟随环卫组工作的第一天才完全感知到。垃圾永远是垃圾。我们会死，文明会坍塌，生命如我们所知将停止存在，但是垃圾永续，它们在街道上，在我们不停竖立又不停倒下的纪念碑旁，在物质的蜉蝣间，在人心的疏离中，在我们无法遏制的欲望里。

7. 按照常规，垃圾场的访客不能在环卫工专属区域闲逛，特别是在没人认识她的情况下。我以一种难堪的方式了解到这一点，当我漫步到午餐室并坐下来时。由于我的出现冒犯了他，某位不知名的环卫工不愿和我说话，甚至拒绝我听他和其他伙计们聊天，他找来该地区的主管要我离开，那位主管这么做了，尽管这让他觉得尴尬和抱歉。

我感到疑惑和有点儿受伤，但是随着时间流逝我渐渐明白这为什么会发生，当我数月后再次坐在同样的午餐室里，由于我已经成为垃圾场里的熟面孔了，我是被欢迎的。我一点儿也不知道起初是谁不愿我坐在那儿，但是我最初被驱逐的故事引发了很多笑谈。尽管我的同胞们带给我的温暖比我预计的迟了很多，但是当我坐在桌前听着他们的故事、笑话、牢骚和戏弄时，我心怀感激，有一种家的感觉。

II

第二章 名符其实

Picking Up

ON THE STREETS AND BEHIND THE TRUCKS WITH

THE SANITATION WORKERS OF NEW YORK CITY

身体与灵魂

环卫这件事总是和身体相关。当双手紧握垃圾袋的手柄或易拉罐边缘时，肱二头肌和前臂会凸起；当身体弯曲时，腰椎骨分开然后闭合，股骨头在髋臼底部转动；当环卫工的肩关节扭转、释放去投掷一个垃圾袋或提起一捆东西时旋转肌群会绕着肋骨转动。[1]特别是在夏天，肌肉透出光泽，汗水顺着脖子滑落、从手肘内侧析出，从眉毛、下巴和耳垂流下，汗湿了 T 恤衫，浸透了头巾和帽子。不论环卫工人是骨瘦如柴还是宽厚结实，是高是矮，是灰发老矣还是稚气的娃娃脸，是女人还是男人，动感中的身体就是一件美的事物——尽管很少去考量这一动作感官上和慢动作的特质。

随着这累垮人的体力劳动，恶作剧也相继而至。午饭前一个环卫组能够装载 12 或 14 吨垃圾，但是达到这个速度代价很大。受伤是稀松平常的事，尽管没有撕扯或扭伤，疼痛却也来得更深切走得更缓慢。

在纽约，环卫工人被教授如何以最安全最高效的方式弯腰和抬举，但是这经验却很难传授；即使新进职员笃信自己已经掌握了。在训练中，抬举课程有时会变成一场安静的问答，新入职的人会拷问他们的教官这份工作到底是什么样的、怎样能确保一个离家近的清扫任务、哪个垃圾场是无论如何都要避免的、改装一个垃圾车需要多长时间。这些问题切实而重要，但同样重要的是捡垃圾这个动作。很少有环卫工人会忘记他们第一天举起垃圾的情景。前几个月的肌肉酸痛几乎让大多数人有种身上从来没有过肌肉的麻痹感。这种感觉会慢慢消退，我们每个人都会形成适合自己搬运重物的技巧和方式，并且会不知不觉地遵从这一习惯。有一本讲述垃圾回收的书（出版于 1941 年），书中提到，"一些管理人员称如果一名环卫工是值得被留住的，那他一定能很快自学到最好最简易的方法来操作集装箱。"

这本书叫做《垃圾回收实践》，由美国公共著作协会（成立于 1937 年）撰写。城市基础设施问题的新对策包含了时间 / 行为研究以及关于官僚效率的严肃观点，它反映出美国公共著作协会的注意力很快投向了固定垃圾上；其首批出版物《街道清洁实践》在 1938 年发行。《垃圾回收》是第三批出版物（在《下水道租赁》之后）。它的视角让人印象深刻，从一份对横跨全美和加拿大 190 个城市的研究中得到启示并提供相应的建议。

这项工作对身体的要求激励了最佳实践的产生。"一些垃圾回收者青睐将集装箱抬到肩上或头顶来把它们搬到回收车里。"书的作者们说，"最简单的方法是把垃圾箱举起来，快速而平稳地抬起到膝盖的高度，然后在保持这一态势的情况下，在膝盖高的位置将手从集装箱的底部托起至齐肩的高度。这个姿势可以将集装箱轻易地置于肩上或头顶，或者这股托举力能持续到直接将箱子推进回收车里。"[2]

一副配图照片展示了一位戴着帽子和手套，穿着靴子和及膝工装围裙的非裔美国人正在平衡他左肩上一个装满垃圾的长形锡桶。旁边的照片则显示了一位穿戴帽子、手套和靴子（没有围裙）的白人伙计，在头上举着一个宽大的盥洗盆，里头也装满垃圾。图片对应的文字并没有说他帽子下面是否有垫片，尽管它解释道，一些人倾向于放点垫片，因为"某种程度上，采用这个姿势能更好地平衡宽大的容器"。

照片中的垃圾桶形状完好，没有能被辨认出的弯角或锈透了的窟窿。为了做图片例证，它们多半没有生虫，也没有析出此前垃圾沥滤发酵的液体，也就是腐烂物质生成的"垃圾汁"。它们看起来被擦洗得足够干净，可以装一些无害的东西——儿童玩具？待洗的衣服？——当然是在里面的垃圾脏物被倾倒之后。

然而，这并不是大多数现代垃圾箱的状态（有人怀疑它们是 1941 年前原始垃圾箱的样子）。这些图片让人想起某个下午在市议会听证会上一位政客的尖利要求。当时她代表的是下东区，一个充满活力又过于拥挤的街区，那里有着几十个高耸的公共住宅建设项目。在她的选区及纽约市的其他地方，鼠患是当时的头等问题。[3] 市议会议员声称啮齿动物已经开始以成千上百的房屋建设垃圾袋为食了。老鼠让市议会议员不高兴，但是垃圾袋让她更不高兴。在听证会上，她用各种质问煽动卫生局长官多尔蒂采取措施应对垃圾袋问题，最后她坚持，几乎是咆哮道，多尔蒂要发誓，就在此时此地，在全世界面前公开声明用金属带盖的垃圾桶替代所有的垃圾袋。

在那之后沉默的瞬间，她对他怒目相向。多尔蒂扬着眉毛回视她，他的斯塔顿岛鼻音回响在整个屋子里。多尔蒂平静地向她强调，在自己几十年的工作经历中，他已经有许多处理金属垃圾箱的经验。垃圾箱比垃圾袋更糟糕。垃圾箱几乎在一启用时就会被压变形，然后它们的盖子就会扣不上，或者盖子丢失，又或者盖子干脆从来没用过。垃圾箱的把手会折断。垃圾箱的底部、侧面和边缘会生锈，那些锈迹斑斑的地方会形成锯齿状的边边角角，对任何触碰到它的人都有危险。在垃圾箱底部完全生锈之前，污水和垃圾汁混合在一起发酵，让蛆虫繁衍的同时垃圾的臭味也会加重。垃圾箱，他坚定地说，不能对解决鼠患起到任何帮助，而且它们需要经常更换，维持这种供应要全程不懈怠的精力。之后，他向议员们保证，他将不会发誓用金属垃圾箱来替换下东区房屋建设项目的垃圾袋，以此总结他的发言。那位女政客听罢跺着脚愤然离开会场。

金属垃圾箱仍然在各地使用着，尽管塑料品种——集装箱，环卫工人们这样称它——要更受欢迎。但是回收垃圾最常用的办法还是把垃圾扔进塑料袋里。在垃圾日，这些垃圾袋会形成一座座小山丘，各自延伸的范围从好几个加仑到120个加仑不等。那些大一些的被称作香肠袋或者主体袋，通常需要两个人来抬（尽管个别相当强壮的环卫工喜欢炫耀自己可以独自抬起它们）。

塑料袋使得垃圾处理最基本的动作——从街道上拾垃圾——成为比过去更简单的一项劳动，但是它也强加了提拉抬起的特有方式。尽管抬升和手提是处理垃圾的基础，然而将垃圾物置于身体某处则是个诅咒，更别提放在头上了。任何有自尊和常识的环卫工都不会使用放置于身体的方式扛一只袋子、一个桶、一个箱子、一个麻袋或者任何其他装垃圾的容器，而这恰恰是美国公共著作协会推荐的方式。我第一次尝试用膝盖来更好地抬起某个很重的垃圾袋时，就被我的搭档立即制止了。

"别那么做。"他严厉地说，"你会被割伤。做你该做的，来把袋子弄上卡车，但绝不要让它碰到你。"

* * *

当麦克·布隆伯格在 2001 年第一次发起它的市长竞选活动时，他的潜在选民们不确定该如何打造他。他不像传统政客那么圆滑老到，他表达想法相当随性，这与他前任政府沟通闭塞的风格形成鲜明对比。但是曾经一度，他试图闭上他的嘴缄默寡言，这让他显得笨嘴拙舌，就像他 6 月份在曼哈顿西区商会做的巡回政治演讲那样。他正谈论着与纽约市政工会的谈判问题，"我打赌我能找到数据，"他说，"来证明在今时今日做一名环卫工人比做警察和消防员更加危险。"[4]

这听起来像是这位竞选人大过失中的一个。一位联合消防员协会的发言人称布隆伯格"跟实际偏离太远"。"我认为他应该回去查证一下他的数据。"一位巡逻警察慈善协会的代表也同意他的观点。这个故事由美联社摘选出来发布，于是很快布隆伯格激怒了整个国家的警察和消防人员。大喜过望的纽约民主党人将布隆伯格的这一言论加进"布隆伯格大挫败"的网页上。

也许布隆伯格的言论在当时的时间点显得有些麻木不仁；在他说这话的十天前，三名消防员在纽约皇后区的一场大火中丧生。在分别发给警察和消防工会的信件中，他似乎在致歉（尽管他将此归咎于记者"在如此不合时机的语境中"引用他的言论）和安慰两个工会的主席，他绝不会有所暗示地贬低和淡化他们的同胞们所面临的危险。[5]

但事实是，布隆伯格没有失误，他是对的。做一名环卫工人的确比做警察或消防员更加危险。这个城市其他穿制服的队伍不同意该观点情有可原，因为他们中的绝大多数都不会比广大民众更了解环卫工作的风险。但是对那些被冒犯、感到这一言论侮辱了他们的人，则强化了我关于大众对纽约卫生局无视程度的观点，这也是围绕纽约卫生局一项使命。布隆伯格的竞选发言人说他的老板从来没有试图暗示倾倒垃圾和面对枪支、迎战大火一样危险。这种比较，尽管通俗，却靠不住。环卫工人没有在倾倒垃圾，是你和我在倾倒垃圾。环卫工人处理的是发生在此后的事情，而此时危险才变得真切。

"收集垃圾一直以来被认为是脏的、辛苦的工作。"经济学家迪诺·朱迪在给美国劳工统计局的一份研究中说，"很少有人知道它是最致命的职业之一。"他通过计算得出，相较于所有其他被统计的工种，垃圾工作有"10倍于各工种整体水平的致死率"，这使得它被列入劳工统计局所称的"高危工种"。

垃圾回收不可避免地会涉及跳下或爬上垃圾车，搬运垃圾箱，行走在街道、小巷和停车场等工作。垃圾回收者通常不得不收集街道两侧的垃圾；他们和频繁停止、启动的大型垃圾回收车并机工作。有时这些垃圾车遮掩了他们的视野，限制了他们定位迎面而来的车辆的能力，也阻挡了迎面车辆里司机们的视线。毫不稀奇，车辆是造成涉及垃圾回收者最多致命伤害的元凶，比如，被垃圾车碾压或者被路过的车辆撞伤，有时也会是从垃圾车上掉下来。[6]

美国劳工统计局统计显示，2009 年（可供参阅的数据中最近的年份）"垃圾和再循环材料回收者"拿下了这个国家最危险工作的第七名，排在消防员、伐木工、飞行员、牧场主、屋顶工和炼钢工之后。对比其他穿制服的职业，这一数据同样令人震惊。比起他们在警察和消防部门的同胞，环卫工人因公殉职的风险很可能要高出几倍。[7]

* * *

很少有环卫工人在他们被雇佣的时候就意识到这一点，而且绝大多数工龄足够长到领取退休金的人也没有因公殉职。但是所有人很早就知道，在街上很容易受伤。我认为，最易受伤的不是背部，而是腿部。许多路线要求环卫工人在停着的两辆车之间移动，而那不规则弯曲的车牌边缘可能割破胫骨和小腿。这种伤在环卫工迅速移动时出现得格外频繁，但是即便他小心翼翼地移动，最终也会被刮伤、被卡住、被割伤或者擦伤。垃圾箱边缘会戳住膝关节，撕裂衣服甚至皮肤。玻璃瓶碎片会割断肌腱、撕开韧带和肌肉、留下伤疤。拉直的挂衣钩、截断的易拉罐盖、裸露的钉子、锯齿状的管道能够穿刺、刮碰和削切。皮下注射器的针具一直都让人神经格外紧张，许多环卫工人都经历过等待潜在疾病感染测试结果的苦痛折磨。[8]

除了裂口子、淤青的风险，能转动和弯曲的身体部位也容易受伤。膝盖变得僵硬，旋转肌群和髋关节劳损，脊柱盘脱落，下背运转不灵。只有扭伤过几次才能说服环卫工在蹲、抓、抬、扔垃圾袋，提倒垃圾篮和垃圾箱时必须遵循正确的方法。

手套和靴子是必要的保护装备，但是在雨天，当环卫工们穿上橡胶手套时，橡胶会打滑。你可以随便问问曾经在街上工作的环卫工人发生以下窘境的频率有多高——你够到一个湿袋子，把它牢牢抓住，用力一拉，结果手却滑了一下，照着自己的脸砸过去。

合适的手套和靴子能提供一些保护，但是不包括垃圾粉碎机的刀刃碰到坚硬的物体并将它弹射出漏斗的情况。螺栓、螺钉螺丝、塑料瓶、易拉罐、鞋子、食物残渣、床垫弹簧、木质纤维、玻璃碎片都成为了致命的抛射体。环卫工人们时常讲述自己胸部、头部、背部、手臂和腿部被击中的故事。和我在斯坦顿岛一起工作的一个伙计回忆起有一次某人扔过来一个保龄球，当这伙计把球投进垃圾车里、拉动手柄时，球迅速反弹向他，就像子弹从机关炮里弹出来，击中了他的肚子，把他击晕过去。垃圾车的司机，原本以为他的搭档在车后踏板上，没有注意到他不见了，直到从角落里转过身来。当这司机走到车后面找他时，花了好一会儿才找到他失去知觉的身体，因为他坠入了路边的草丛中。

更多有害的危险并不像空中的保龄球那么明显。这些危险影响着肺部、心脏和循环系统。在纽约卫生局所有的设施外都张贴着国家法定工人的安全标识，它基调严肃，但并不能被有效施行："你有权利知情！你的雇佣者必须告知你工作环境中的健康隐患和有毒物质的风险。去了解所有存在于你工作中的有毒物质。"罗列出暴露在环卫工人面前的所有有毒物质，这很难但也不是没有可能。

最无法估计的毒物来自垃圾本身。垃圾车的漏斗刀刃常常弹出垃圾袋、抛射出其中的东西。已成粉末状的圣诞树装饰品和圣诞树针、电灯泡碎片、建筑材料垃圾、房屋涂料、几乎凝结成块的烹饪油、浸满尿液的小猫排泄物——可以列举的有一长串——都变成了弹药。粉末状的物质尤其令人不安。一个早上，我们将一个看起来无害的垃圾袋扔进漏斗，当它在刀刃的压力下爆裂开来时，一团深绿的粉末翻滚而来。它妨碍了我们之后每一次将垃圾送入其中的工作。我们不知道那是什么，但是闻起来有点儿像化学物质，我们确定那不是我们想要吸入的东西。这让我想起一个故事，还是从从事这份工作15年的一个领班那儿听来的，有一次垃圾袋爆炸，他在吸入一股煤烟后几乎要窒息。当他转身逃离，狂吸空气之际，他的搭档不偏不倚地撞向他的肚子，这种飞击式的海姆利克氏操作立刻将他击倒。

当垃圾车刀刃在循环运作时，环卫工人通常不会直接站在车的后方，但是待在车的旁边也总不那么安全。一个下午雷·库尔兹向我展示了他和萨尔制服的背面。它们被一些神秘物质覆盖上了大片污点——他猜测是油——在一辆满载的垃圾车内，某个垃圾袋在粉碎机里被弹开，里面的物质在一股难以预料的弹射力中被压力射出漏斗外，然后淋向他们。

这些污点只是小麻烦，但是它们也不总是良性的。一位斯坦顿岛的环卫工有一天站在垃圾车后，一个违规倾倒的装满下水道污泥的垃圾袋爆炸了，污泥溅满了他的脸和嘴。他几乎死过去，直到三周后才被从医院转送回家，在很长一段时间里他都不能重返工作。另一位斯坦顿岛的环卫工在与他相同的路线上工作时，想走下垃圾车去往路边，但由于转身太快，一个回收罐子上突起的长金属杆子刺穿了他的眼球。还有另一位环卫工失去了左脚的四个趾头，那是在垃圾车向路边移动，而他在车的前轮下滑倒时发生的；也有一位环卫工被漏斗刀刃绞掉了两根手指，那时他的手被系在一捆纸上的绳子给缠住了。

关于受伤，类似的轶事很容易找到；每一个环卫工都有。整个纽约卫生局的工作人员都能向你讲述 1996 年发生的故事，那时麦克·汉利正和他的搭档在布鲁克林的本森赫斯特社区中的常规路线上工作着。

汉利当时只有 23 岁，他并没有在意临近第 84 街新乌特勒支大道上的那只用来收集平常家庭垃圾的、毫无特色的垃圾箱，这里是他当天行程的最后几站之一。这个垃圾箱被放置在离路边较远的地方，所以他和他的搭档都没有注意到它上面的骷髅头——交叉腿骨标志。汉利将它投入漏斗里，当垃圾箱在刀刃的压力下爆裂开时，他转过身远离垃圾车。可是从垃圾箱里喷发出的液体猝不及防地向汉利全身袭来，那是浓度高达 70% 的氢氟酸。[9]

他的葬礼，有来自纽约市和周边地区的将近 2000 名环卫人员参加，这成为了电视上的新闻。没有人被控告对他的谋杀。

汉利的死是一个令人震惊的悲剧，部分原因是其致死的方式非常可怕。然而在更平凡的场景下，一些经历同样令人心碎。

环卫工人弗兰克·朱斯提克来自"皇后西区一号"，他是一个英俊的黑发男人，他有着和举重运动员一样结实的身材，看上去比 41 岁的实际年龄要年轻许多。一部分是由于他的马尾辫，但更重要的是活力和热情使他朝气勃勃。

他在阿斯托里亚的路线工作过，那里的孩子们会特地去找他；朱斯提克给其中一个小孩儿取了个"哈克比"的外号，于是这个小男孩儿每次一看到垃圾车就兴奋地大叫。不仅仅只有孩子这样。当他在自己的路线上认识了一位和他分享摩托车爱好的男子时，朱斯提克给他取别名叫"马龙·白兰度"。那伙计很高兴。

朱斯提克的侠义精神很有名。遍及整个街区的老妇人都能讲述他是怎样搬运她们购买的生活杂物或者帮助她们过马路，老头儿们则谈及他帮着打开难开的门，或者协助他们中的某一位登上陡峭的阶梯，或者将他们后院沉甸甸的垃圾挪到垃圾车上。朱斯提克甚至注意到那些仅仅只能从他们的窗户边观望世界的老人们。他满带笑容地挥手向他们打招呼，于是这些虚弱的老者就像孩子一般地怀着愉悦的期待观望着他。

穿过马路的通勤者们乐意和他打招呼、和他聊天。"我没法儿告诉你为这片区域服务超过 40 年的任何一位环卫工。"一位住在朱斯提克的路线上的男士说，"但我知道小弗兰克的名字。"

当处理垃圾篮时，朱斯提克不仅仅将篮子里的东西投进垃圾车然后开走，而是审视一下垃圾，比如似乎总是弹到人行道上的压瘪的披萨盒子以及那些像在雨中遭殃的艺术品一般散落在路边的皱巴巴的伞。

他从不忘携带他的素描本。一天早上和他的伙计在他们最喜欢的咖啡店休息时，他给工作在十字路口的校园交通协管员画了一幅人物素描，然后送给她当作礼物。她把这幅素描裱起

来了。他给面包店的老板画素描，那家店是他在点名时间给大
伙儿请客吃点心的地方。朱斯提克的所有同事都有他为他们画
的图片（"他把我们画得更好看。"一位同事说）。他也通过别的
方式和人打交道。"我记得 2004 年 4 月刚来垃圾场的时候，"另
一位"皇后西区一号"的环卫工回忆道，"第一天我和他一起工
作……感觉我们已经认识很多年一样。"

朱斯提克会把他祖母的草坪修剪齐整，开车送她去每一个
医生预约的地方，确保她不会混淆她的药方。无论谁问起他的
孩子们，他们总看到他脸上最灿烂的笑容。他随身携带他两个
小女儿的照片，当他下午回到家的时候她们俩总会围着他的腿
紧紧抱住他。他讲述着和他四岁的女儿一起，一家人享受着想
象中的茶话会；他坐在小桌子前，膝盖弯曲折向下巴，然后展
示在他小女儿一岁生日时他和女儿们扮成海盗的照片。

朱斯提克不仅仅是被关注的；他是被广泛喜爱的。但是尽
管他有活力，尽管他从认识他的人那里赢得了喜爱和尊重，他
仍然没有得到足够的关注。

2010 年 1 月 26 日，他正循着平常周二的路线工作着。在
阿斯托里亚的蒂特马斯林荫大道和靠近欧神诺地中海餐厅的 25
号大街的转角处，他倾倒了一个垃圾篮，篮子正在漏斗里轮转，
此时一位 18 岁的司机转向进入这个街区，而他正背对着这条街。
这位牵引式拖车司机，被从污秽的挡风玻璃透过来的太阳强光
蒙蔽了眼睛，没有意识到他拖车的旋转半径不够宽。

那天早上八点前的几分钟，弗兰克·朱斯提克成为了纽约
市八年来第十位因公殉职的环卫工人。

淘货与自控

环卫工作总是和身体相关，但也总是与头脑相关。环卫工人必须掌握丰富知识，不管它是明显的还是隐晦的。这些知识包括：知道怎么解决设备问题，解码地图线索，理解错综的部门政治，解释复杂的规章制度，破译各种近距离和远距离社区的生活节奏。这许多技能都归结于这些元素，比如怎么在具备驾驶老款垃圾车经验的基础上操作新款垃圾车，或者在常规路线被堵塞时选择怎么绕道行驶，或者如何根据垃圾判断谁住在这座城市的什么地区，在哪个街区，经济拮据或是富裕，或是有什么财富的变化。

有时环卫工们会抱怨他们白天的工作，特别是当他们总在忙着挨家挨户收垃圾时。那些对这项任务不耐烦的人们觉得它无聊得令人发狂，就像清洗烟灰缸那样。他们更青睐"公寓楼"——环卫工人用来表示小山状垃圾的词汇，青睐于在垃圾日，坐在具有纽约高密度社区典型特征的大型公寓楼外。[10] 当在公寓楼工作时，一个垃圾组可以只经过一两站就装满垃圾车。而挨家挨户收垃圾则要花费好几个小时才能装满卡车，但是这些路线也有其他的优点，特别是对那些喜欢"淘货"的人。

"淘货"作为名词，是环卫系统的一个俚语，表示从垃圾里捡回来的宝贝，既可以理解为广义的也可以是私人的。[11] 作为动词，"去淘货"就是指去寻找和拯救财富的行为。萨尔·费德里兹没有"淘过货",但是他容许他的搭档有这方面的偏好。雷·库尔兹不是这个街区公认的"淘货王",甚至也不是排名老二的——但他的垃圾工友们同意给他第三的名次——他可以拎起一个任何大小的垃圾袋并以惊人准确的概率猜测出它是否值得寻宝。

不是所有人都"淘货",从制度上来说它违反了卫生局的规定,但是这一规则是很难实行的。遍及整个纽约城的隶属卫生局的垃圾场,其中的储物室和午餐室无一例外地都装饰上了捡来的台灯、沙发、桌子、椅子、运动纪念品、电影海报、杂志剪贴画和鱼缸(用来储物,或者改装成玻璃容器,或者时不时修复成鱼儿的栖身之所)。这些收集品中总是包含一些显得蠢萌的种类,比如一个调好弦的橡皮贝司,你可以把它的弦拨来拨去,当你按下上面的按钮时,它会突然高唱起《带我去河边》;或者及脚踝高的滑雪圣诞老人唱着《铃儿响叮当》,像猫王一样旋转着。

许多库尔兹捡回来的东西都成为了圣诞节或生日礼物。那条白色的羊绒围巾只需拿到清洗店清洗一下就能完全复原,儿童玩具可以打磨抛光,甚至电子产品和家用电器有时也能修好。有一次,库尔兹在一家干洗店外转角的垃圾篮里发现了卷在里面的三件套西装。在费德里兹等候的时候,库尔兹拿起里面的西装上身试了试,大概量了量尺寸以供裁剪修改,两天后当他重返这条路线工作时他捡走了这套西装。

许多环卫工瞧不起"淘货"。他们争辩,当某件东西被丢弃了一次,它就应该永远被丢弃。但是在这座城市的许多地方,不"淘货"显得有些愚蠢。由于"曼哈顿七号"服务的是富人社区，一些环卫工人对那些奢侈的丢弃物已经习以为常了。一名新到这个街区的环卫工某天吃午饭的时候从微波炉里拿出一个玻璃托盘，他对一位比他资深的同事说，"它没有瑕疵，干干净净的，扔掉了简直可耻。"那位年长的同事，嘴里还塞满三明治，默默用一只手拉开了他面前桌子的抽屉（那桌子也是"淘货"来的）。抽屉里装满了十多个完好无损的微波盘子。他示意了一下这个抽屉然后耸了耸肩。这个年轻的环卫工看上去有些困惑，然后也耸了耸肩，将他捡到的盘子放进了那堆盘子里。

"淘货"的环卫工人声称，街道不仅仅是无法预料的赠予的来源，同时它也接受人的请求。"曼哈顿七号"的第二号"淘货"人物信誓旦旦地说这是真的；为了例证，他向我展示了一套空气净化器，运转良好，和新的一样，只不过外面有薄薄的一层灰。他是在一天早上某一常规路线工作时路边一个垃圾箱里找到它们的。垃圾车车身底部系着一个盒子，原本打算用来装些小工具或杂物，但是更经常的是用来存放街上搜到的宝贝。他最近搬了新家，需要一套空气净化器，他告诉我，他曾向街道请求满足这个愿望——皇天不负有心人，三周之后，他发现了他的战利品。"你请求，街道就会给予。"他笑着说。我想这意味着他是向他认识的、可能有这些东西的人请求，但是他解释道，他只是专注于他所需要的东西，最终真的找到了他追求的那一个。这个男人一点儿也不新新人类，但是听起来他像是在引导某种神秘的力量。

库尔兹证实了这种"许愿寻宝"的方法确实有效。比起他的伙伴们，他缺少了些洞察力，因为他几乎捡走了所有看上去可能值得留存的东西，只是因为它稍微在眼前闪了一下。这些不值钱的小玩意儿——一个领结、一个串珠手链、一个圣诞装饰品——很快成为了垃圾车的一部分，被系在漏斗手柄上，尽管它们从来也不会长久存在（这类装饰不被准许）。其他"萌果者"则喜欢专攻一类。那个捡到空气净化器的伙计几乎专注于电子产品，他发展了一个小而稳定的副业——卖翻新的电脑。他的顾客从不知道他是在路边捡到这些物品的。一个伙计告诉我，他找的是那些状态相对好一点的衣服和鞋子，将它们清洗干净，然后捐给他所在的教堂进行慈善义卖。有时环卫工人们会将他们的"淘货"放在 eBay 网上或者在庭院市场进行旧物拍卖，然后将所得收益捐给某位由于医院账单或家庭问题而遭遇财政危机的同事。

尽管库尔兹的整个职业生涯都在"曼哈顿七号"度过，他仍然有些怀疑这个街区的居民们持续不断地扔掉了那么多好东西。一次我们发现了一条阿玛尼的弹力裤，黑金相间、非常轻薄。裤子保存良好——没有污痕、裂口，也没有奇怪的味道——而且还带着价签。当我看到它的价格时，我惊得目瞪口呆。"猜猜。"我对库尔兹说。从我脸上的表情，他推测出这价格肯定高于他可能想到的，于是开始上百美元的猜。我摇了摇头。他又加了价。最后当我把价签给他看时，他的下巴都快掉下来了——1325 美金。是的，1325 美金。而且我们是在垃圾堆里捡到它的。

库尔兹说我们应该留着它，当我指出它尺寸太小时，他颇为惊讶（"你确定？"）。我们随便想了一个主意，将它拿到阿玛尼专柜称这是一个礼物，而我们想要退——但是我们都没有足够的勇气。库尔兹最后决定把它送给他回家路上偶尔光顾的一家快餐店的女服务员。他说这条裤子会让她非常开心。

* * *

尽管库尔兹以他的"淘货"能力而著称，但他真正的才能在于他的职业知识。他已经掌握了那种微妙却重要的技能，即何时和怎样按照标准来做事。不要把它和尽可能高效地做事相混淆，它们是两种相反的策略，有经验的环卫工会灵活应用以让它们为己所用。

同一路线的环卫工们之间的关系就是一个例子。大多数主管都会授意他们的手下按照点名时分配好的路线来工作，这些信息都写在 350 号楼的背面。[12] 每位主管或多或少知道他的垃圾车和机械扫帚在特定时候都应该在哪儿，而每条路线和对应的人员信息写在板子上就能很容易追踪到。当他必须将这一信息向上级汇报时，它同样能让主管预估在这一排班的中间或结束时还有多少工作没完成。

一位对所辖地区了如指掌的主管能够写出匹配很多东西的合适路线，比如交替停车规则。这一规则规定在一周的哪几天汽车不能停在路边几次，以方便机械扫帚进行清扫。这样的规划能够使垃圾车进出街道时比平时路障更少，虽然事实也不总是这样。还有像特殊场合（一场大型葬礼，一个街头交易会，一次校园游行）、特定时间（哪个街道哪个时间的交通有多糟糕）、对员工基本工作操守的了解（他们跑步快吗？他们能倒着走路吗？他们是支持工会的强硬派吗？他们压根儿瞧不起831吗？）等等，都是一位有经验的主管需要权衡的变量。

库尔兹和费德里兹有时对强硬的管理免疫，因为他们的主管知道，不管这对搭档决定怎样处理他们的工作，他们负责的路线在排班结束的时候总会是干净的，他们会完成他们的目标任务。虽然他们只能在规定的时间范围内休息和吃午饭，领班必须能够在需要的时候找到他们（这是卫生局在垃圾车上安装GPS之前），他们必须清扫当天计划中的所有站点，但是除去这些限制条件，他们几乎可以按照自己喜欢的任何方式工作。

比如，当他们的路线包括"环卫一区"西侧雄伟奢华的公寓建筑时，他们很少会将其作为首站，而是等垃圾车快要装满时再过来，把这里作为最顶层垃圾的来源。他们对"椭圆区"也是这么做的，那是在一个复式住宅项目，以环路包围着的区域。即便是在晚班的时候它已经被认真打扫过了，到白班环卫组过来的时候，"椭圆区"看上去还是像很长时间没有垃圾车来过的样子。就它本身来说这并不糟糕，许多公寓在被选中后住户就立刻入住了。"环卫一区"以清洁垃圾著称，但"椭圆区"则例外。大量的食物垃圾让它成为老鼠聚集的四星级就餐点。没有环卫工喜欢待在那里。

他们做事靠谱的名声偶有微瑕，比如当库尔兹被点名接受PAP检测时，两人就会晚一点出门。PAP是"政策和手续"（Policies and Procedures）的首字母缩略词，是"卫生局随机药物测试协议"的缩写。当PAP机器，一辆改装成办公室和卫生间的小房车，在点名前出现时，一些在操作表上查看他们工作任务的人会发现他们的名牌像书脊一样被竖直立了起来，这意味着他们必须接受体内酒量测定和尿检。

卫生局的药物政策并不复杂。如果一位刚刚工作了 18 个月还在考察期的新晋职员被发现体内有毒品或酒精，那他的环卫职业生涯就会结束了。这一规定被反复灌输给新晋职员，然而他们中有一大批人没有充分认识到问题的严重性，或者是认为自己不会被逮住。没有第二次机会，没有上诉的机会，没有支持，没有工会干预。如果一名试用人员测试显示身体有毒，他就没戏了。

甚至仅仅一个糟糕的小决定就能倾覆一项原本牢靠的事业。一个平常洁身自好的环卫工在一个单身派对上放松时抽了几口大麻，但除此之外没有碰过其他种类的毒品，甚至没想过。但是第二天他的名字出现在告示栏里，因为在房车的测试里，他呼吸出的气体和尿液中含有足以显示阳性的大麻残余，他完蛋了。

桑迪·麦卡费瑞，一个说话强硬、为人洒脱的护士，在纽约卫生局工作超过了 25 年，她的工作就是为环卫工人做检验，并宣告噩耗。她曾对我说过一位年轻人非常骄傲能得到环卫局的工作，为能赚得一份稳定的工资来供养他的新婚妻子和小宝宝感到安心，当这位年轻人从她口中得知自己通过了七个月试用期后的尿检等测试，成为正式员工时，他哭得像个孩子。另一个伙计，在他试用期满的前三天就决定提早庆祝，结果第二天工作时，他所驾驶卡车的挡泥板刮擦到垃圾场的入口。这算作一次事故。按照纽约卫生局条例，任何环卫工只要涉及了任何一次事故，不管多无关紧要，都必须进行巴氏涂片测验。这个伙计的测试结果呈阳性，于是这成为了他环卫事业的终点。

那伙计栽了是因为可卡因，然而即使是走味儿的啤酒也会导致同样的结果。不管周末或前几天发生了什么，你最好在点名的时候不要有任何嗑药或宿醉的痕迹。很容易想象一位环卫工经历的胆战心惊，特别是一位新晋职员，如果他因为前一天晚上的派对导致来到垃圾场时仍然踉踉跄跄，或者一大早鼻息里还有喝高的痕迹，或者周末醉酒只过了一天，那么他的名字就会直愣愣地显示在测试名单上，几乎毫无争议。如果一名环卫工正在进行抗组胺药治疗或者使用肌肉松弛剂或止疼药，而他没有告诉任何人，那他也同样会感到胆战心惊。基本上服用任何阿司匹林以外的药物，都最好告知你的上级，他会提醒卫生局医疗处。如果医疗处认为药物服用是必要的，你就会从卡车岗位里被拖出来，然后收到一张纸，也就是在办公室或垃圾场周围进行文职工作，直到你不再服用那些卫生局医疗人员认为可能会威胁到你安全驾驶能力的药物。如果你没有给医疗处做这种决定的机会，并且在你的呼吸或尿液里检验出了那些物质，加上你是新来的，那么你就完蛋了。

一旦一位环卫工通过了试用期，他在面临因药物或酒精导致工作突然中止时就不会那么脆弱了；他在被解雇前有三次机会。第一次药物测试呈阳性将会面临长达30天无薪停职（这意味着在复职前没有任何奖金福利）、专家咨询、强制改造以及被推荐的特定项目。这名环卫工在之后一年中要服从每一次巴氏涂片测验，只要测验房车出现在他所在的垃圾场。如果他的第二次测验再次呈阳性，他将无薪停职45天，并被强烈建议接受更加严格的改造，例如可能在农场改造，或者在康复中心。他必须同时签署一个叫做"最后机会同意书"的文件，文件规定，如果他的药物及酒精测试再次呈阳性，他将失去最后一次机会，直接被解雇。

如果他第三次测验还是如此，那就没什么好说的了。在某些情况下，比如他的第二次违规是在职业生涯早期，而第三次发生在其清白从业20年之后，此时工会或许会为他争辩。但是卫生局会反驳称，工会并不能证明这位环卫工人没有试图遮掩这些本应在很早之前就被逮住的行径。管理部门不想再冒着让他驾驶19吨垃圾车重返工作的风险。

环卫工人们采用了一些有创意的办法，以避免社交生活的药物加持使得职业生涯毁于一旦。一位尿检被第三次测出阳性的工人跑去进行纪律检测，这是失业的前奏。他坚称尿样是干净的。这是一个普通的申诉，但是他却特别坚定。当判决官最后问他为什么如此确信尿样干净时，他大喊，"因为这不是我的尿！"

还有一个强烈的社会动机要求人们在酒精检测中逃避被逮。像男子汉一样尽情派对、手持烈酒狂欢是要承担后果的。在一些工人中，尽情喝酒、放纵嗑药是理所应当的行为，但是它必须不能威胁到工作。一个身体不洁净的男人只是在乔装男人；被逮住说明他只比小孩子强那么一点，这是一个不负责任的败笔。不管此人多么努力地想要封锁消息，消息总会传开。当巴士涂片测试的房车驶来、某人的名字被写上告示栏然后消失一周时，就不难猜出他发生了什么。

从某个角度更确切地说，过错并不在于服用酒精或药物，而在于被抓住。试用期结束后失去工作的途径并不多，但是三次通不过药物测验肯定让你扫地出门，哪有人蠢到丢掉养老金（仅仅工作 22 年就能获得一半于工资的养老金和终身的福利）、晋升机会（对某些人来说相当诱人）以及团结紧密的友谊呢？

药物测试政策在 1995 年制定，被一些老前辈称为环卫工作走向恶化的方式之一。在政策出台之前，工作中酗酒嗑药是更严重的问题。我听说一些故事，关于伙计们在卡车上随行携带六打啤酒，或者在清扫路线（甚至是在白班）伊始就驻足于某个酒吧，或者不管在工作路线上还是其他地方都从来没有完全清醒过。但是后来国会立下强制命令，任何驾驶一定吨数的卡车司机都必须持国家发行的商业驾驶执照（CDL），任何持有 CDL 的人驾驶卡车行驶在国家修建或维护的公路上（基本上包括这个国家所有的公路和街道）都要服从药物测试。纽约卫生局通过启用巴氏涂片测试房车来重新编纂这条法令。工会曾反对这条法令，认为它会侵犯隐私权和造成不必要的压力，但只是徒劳。[13]

当巴氏涂片测试房车开来而你的名字在列时，有一些方法可以用来推迟测验。体内酒精含量测定器是直截了当的，但是尿检却可以变得很复杂。当收集尿样时，监察官应该观察它从人身上流到尿杯中。但是，对一些人来说，小便的时候被注视着总是不舒服的，甚至没有人看时，因为需要尿液而被强制小便也很困难。

工会在这种情况下制定了一项规定。被传唤进行巴氏涂片测试的环卫工人可以有三个小时的蓄尿期，从而规避尿不出来的问题。库尔兹熟识这项规定，他能耗费一个上午的垃圾收集时间，拿着一个半空的水瓶和费德里兹一起绕着垃圾场漫步，频繁地从瓶里抿两口水，当地区监事长瞪着眼睛看他时就耸耸肩说，"对不起，老板。"带着一丝甜笑，"我在尽力，随时啊。不会太久的。"

* * *

我喜欢和库尔兹和费德里兹一起工作。他们彼此间轻松惬意的相处氛围令其在街道上颇有亲和力。那些让很多新人倍感紧张的情形，他们俩在工作中遇到时也会非常困惑。一位生气的长官可能会肆无忌惮地朝着他们大喊大叫，但是他们俩都不会真的气恼。尽管库尔兹偶尔嬉皮笑脸，比如在水瓶 - 巴氏涂片测试上玩拖延战，但是大多数情况下他们都是安分守己地爬上垃圾卡车，做着份内的事儿，然后结束一天的工作。

尽管我享受他们的陪伴，尽管我珍视自己在纽约卫生局许多学习的机会，我仍然只是个观察者，而不是参与者。我该如何从垃圾环卫人员的视角去调查这座城市的模样呢？每天天没亮就起床？穿上印有我名字的制服？

答案来自"全市行政服务"部门，这个统领纽约政府机构官僚事务的官僚管理部门，管理着市民服务考试，这是它成千上万的职能中的一项。它派发的传单上写着：即将开放登记参加环卫工的考试。

整齐划一

规则很简单。任何人只要拥有高中或同等学历、住在纽约城或离纽约最近的五个县之一、聘任时年满 21 岁就可以申请该工作。成为一名环卫工不用倚仗任何人的善心或包容的态度，不要求申请人的中学以上学历，也不用看年龄、性别、宗教信仰、之前的犯罪记录或者政治关系。如果想要得到这份工作，我只需要遵循相关要求的步骤，达到录取标准即可。

规则也许是简单的，但是成为一名环卫工的历程却曲折且充满危险：有一百种方式会在这条路上迷失或被抛弃，以至于就失去了这个工作机会，也许是永远。当环卫工人宣称，就像他们常做的那样，得到这份工作就像赢了彩票，我不明白他们的意思，但是我将去寻找原因。

我 2 月份递交了我的申请书，几周后收到了有关考试的详细通知。五月初一个无趣的周六早晨，我前往位于下东区的斯沃德帕克高中。澄澈的天空下，街道上却垃圾遍地（一个多世纪以来，曼哈顿三区的这个街区一直都是这座城市里最脏的社区之一）。这栋楼被设计成两排，从西边的出口开始然后分别蜿蜒至北面和南面的人行道。它看上去像两条分叉的蚂蚁大军来回向蚁后传递信息。大楼封闭的窗户和饰有涂鸦条纹的墙面暗示这里最辉煌的日子已经逝去了，但是这里陈旧的阶梯早已迎接过无数个微笑。这里的教室装上了木地板，在高窗投射的阳光下闪着微光。[14]

我和其他参加测试的同事们一起端坐在桌前。我周围的男人们（我是唯一的女性）都有一副单调的面孔和萎缩的肩膀。尽管天气很暖和，每个人都穿着深色衣服，也没有人直视其他任何人的眼睛。监考官穿着衬衣和卡其裤子，他告知我们要在两小时的时间里答完 75 道多项选择题。

"在公寓楼前的路边，你看见一袋子垃圾，一个破烂的懒人沙发椅，一个塑料腌菜桶和一个木盒子。"一个人问，"这些东西中的哪一件最容易滚到你车上？"但是，这些东西有多大？这个懒人沙发椅是框状的还是堆状的？它里面的填充物都已经溢到人行道上了吗？我一定要去滚动这些东西吗？我不能扛着、拖拽或者投掷它们吗？好可惜这个腌菜桶是塑料的；木质的话可能会值得保存。想到这里，那个木盒子里可能是个好的"芒果"吗？

"当你正在某个居民社区捡垃圾时，一个男人从你身边走过，然后告诉你他认为环卫工人没有权利拥有工会，因为如果他们没有做好本职工作，就没有必要组织起来要求被平等对待。接着他将垃圾袋扔进你扫的那堆垃圾中，转身回到他的房子里。你是一个工会支持者，你该怎么做？"

向那所房子扔鸡蛋可以让人稍感宽慰，但那不是我的选择。我可以去"摁那个人的门铃，然后向他礼貌地解释为什么工会是必要的"。对，就是这样。我可以"致电我的上级让他派另外的环卫工来打扫这个街道"。如果这是一个以清洁垃圾或者圣诞节的慷慨著称的街区，那么情况则不同，我最终会有足够的资历得到这样的任务。我会远离这一切，因为我不喜欢这里某些居民的行事方式吗？不太可能。我一定会"忽略他的言论，捡起他的垃圾就像捡起其他人的垃圾那样"。显然这是一个明智的回答，但是我知道许多有个性的环卫工们会"拒绝捡起那个男人扔的垃圾，为了给他一个教训"。

我简单思考了一下，如果我按照街道的现实来回答考试问题会发生什么。那样会给纽约卫生局呈现出一个有启发性的、有创意的我，但是我最终觉得那样并不谨慎。

一个月之后我通过考试的消息传来，尽管我漏答了两题（"你有什么问题？"一位局里的熟人轻蔑地哼声问道，"那个考试问了些关于'乔治·华盛顿的白宫是什么颜色？'之类的问题"）。考试结果加上住在纽约（被称为居民证明）的 5 分加分使我获得了 896 的排名，这个三位数的成绩成为了我为赢得这份工作努力的一个细节。它意味着，在 4500 名笔试成绩良好迈向候选资格的人中，我属于可以进入下一轮的前一千人。我比排名 897 号及之后的每个人都有优势，但落后于 895 名及之前的人。[15]

体能测试定于下个月，在皇后区的一个洞穴式的仓库里举行。这个仓库是为卫生局设置的，里面摆满了垃圾篮、粗麻袋和各种木板。负责测试的长官解释道，这个测试是有关推动重物的，通过计时来考察。第一部分涉及拖拽、抬举、倾倒和归还垃圾篮。第二部分，一系列不同重量的袋子将围着或者在各种障碍物之间被抬举或拖拽，然后要把它投掷过一个和垃圾车漏斗一般高的挡板外。

当解释到袋子的时候，他停了下来盯着我。"小心第四项。"他说，他的声音低沉下来，"袋子有 65 磅。我不管你们是要飙泪还是大声叫喊，你要用尽一切办法把它弄到垃圾车上。"非常意外，我竟向他保证我会尽最大努力。

他问我是否准备好了，然后设定时间发令开始。我处理完垃圾篮之后还剩一些时间，然后开始搬袋子。有些我可以径直搬到垃圾车上，但是其他的则不得不有技巧地绕过那些障碍物。当我遇到第四个袋子时，我蹲下、将我的胳膊环绕住它，猛吸一口气然后用我的腿使劲把它往上推顶。我看起来很滑稽，但是我的袋子已经离开地面了，我没有那么多哼哼的喘息声，一口气把它送到了目的地。

测试主考官用握手和微笑向我表示祝贺。我问是否有很多女性参加过体能测试，他说他迄今只见过六个。一天前，他告诉我，曾经有一个女孩被这 65 磅的沙袋难住，然后哭了。这就是为什么他给我那个警告。我想，当然她会哭，她在纽约卫生局的前途还没开始就已经结束了。

从 1940 年起，潜在录用的环卫工人就开始接受个人能力的体能测评，那一年的笔试吸引了将近 85000 名饱受大萧条摧残的应征者。那个时候是纽约历史上报名参与公共服务考试人数最多的一次，在全美历史上是第二多。近 45000 人表现良好，有资格被雇佣，这比卫生局预期的 2500 个岗位口多得多。为了缩短这个名单，纽约大学的一位体育教育教授设计出了一系列的挑战。[16]

也许他有虐待狂的倾向。卫生局长官本人都称这项新的体能测试为"严酷的",于是它很快被昵称为"超人测试"。应征者必须从地上直接将80磅重的哑铃举过头顶,攀登过一个7英尺的栅栏,跳过一系列障碍物,举起一套重100磅的罐子到齐手腕高度的平台,然后两手各拎一个50磅的重物短跑100码的距离。[17]这些活动与这份工作的实际要求没什么相关性,但是它们很显然能淘汰掉许多人。

这些年来体能测试进行了一些改变和调整,应征者不必攀登栅栏、跳过障碍物或者速跑100码,但是直到20世纪80年代它还保持着原貌,之后才有了第一次调整。在我参加体能测试的时候,许多人都觉得它已经没有什么挑战性可言了。在过去测试中被淘汰的人们可以通过指摘考试太严酷来证明自己实际上是强壮的,但是现在新的雇佣者却不敢这么说。"过去这是男人的测试,"一个资深的员工说道,"但现在这是个笑话。"

然而,这又是谁的错呢?

当然,是女人的错。

* * *

对戴着有色眼镜的男人来说,女性环卫工从感觉上就不对劲,就像会说话的狗或者会跳舞的熊。显然对他们来说,他们需要破费周折地解释为什么女性不能做这份穿制服的工作。当我说服他们向我解释清楚原因时,他们的逻辑是这样的。

环卫工作是专供男人的,而且是具备男子气概的男人。身体素质和肌肉力量是至关重要的。一个真正的环卫工人不仅仅是通过粗俗的幽默和粗糙的语言来赢得在环卫兄弟圈中的一席之地，更需仰赖他自信的男子气概，他的耐力，他驾驶卡车的自如，他在最肮脏的垃圾面前的毫不退缩，这些都证明了他完全能胜任街道的工作。

女人的角色，理想情况下应该是去照料灶台和家庭，而具有男子气概的男人则勇往直前地面对这个世界的危险。如果女人要工作，她应该选择做教师或者护士或者类似的职业，以匹配她内在更柔软的气息和更甜美的品性。但是女性环卫工人出现了，从一开始她们就认为自己和同样做这些工作的男性一样平等。让我歇一歇。她们的双臂太孱弱以至于不能恰当地挥舞斧头或者用人力扔一个球，但是她们应该每天捡起多少吨的垃圾呢？的确，女人们对机器的噪音和磨损一无所知，甚至她们会换轮胎吗？女性的情感太脆弱，以至于她难以承受垃圾场低俗的戏谑或者隐匿在垃圾场的可能的恐怖，但是她想要成为这些人中的一个，面对来自街道的考验？如果第一次遇到一只耗子跑进她的裤腿或者蛆虫落入她的头发里又会发生什么呢？

这种对能力和个性的刻板印象与对行为的偏见相契合。一位具有男子气概的男性环卫工不会逃避一项艰辛的任务，总会完成他负责的部分，会承担压力保护一位朋友，甚至会默默承受各种不公正的待遇。同样岗位的一名女性会要求坐办公室的工作或者轻松的差事，这些差事在以前都是给受伤复原中的人员做的，现在仍然应该那样。女性在垃圾场仅仅出现一会儿就能让这个平常舒适的闲暇之地变得和教堂一般严肃。她肯定在每月的某几天里是无用的，她会让她的男性同伴搀扶着她，她会向任何想象的到的轻蔑、任何男性对她晋升的藐视、任何曾回应她的调情却又不知为何冒犯到她的男人进行报复式地骚扰指控。

即便是那些人，他们并没有被这种态度所累，他们承认女人和男人一样都是可靠的员工、忠诚的同事、优秀的设备操作者，而且在强势的言论和庸俗的幽默面前处变不惊，然而仅仅是一名女性能够在卫生局大军中赢得一席之地的现实就改变了身着环卫制服的每一位男性的形象。吃苦耐劳的环卫人已经不在了，他被温和乏味的环卫工替代了。现在这份工作是属于任何人的了。甚至是胆小鬼。

这是一个卡通式的叙述，这一观点已经不再像它过去那么风靡，但是那些仍然持有这些想法的人依旧笃信它。就像许多文化假设一样，理解关于女性"合适的"角色，归属于更具包容性的关于"合适的"人生规划和更大的格局。反对女人当环卫工的男人，不是在表达不满和愤怒，而是在反对世界秩序出现重大瑕疵，但是他们没注意到，世界秩序在几十年来一直在变化。

20世纪60年代至70年代席卷美国和大多数国家的文化变革有着诸多起源，其中一项就是长久以来被国家丰硕成果拒之门外的各个群体愤怒了，女人们就赫然在列。她们要求平等就业的机会，要求工资平等，要求能拥有自己名下银行账户的基本权利。换句话说，她们想要本应属于她们的社会公民权利。

诽谤她们的人称她们为激进分子，但是法律制定者不能无视她们。1972年由国会通过的《平等就业机会法》规定，以往所有冠以男性称呼的工作都应承认女性。1974年，纽约卫生局安排了一场环卫人员的招募测试，勉强让女性参加了。当时的卫生局总长承诺，所有被录取的人都将穿上白色的长裤套装来打扫街道。[18] 但是，一位通过笔试和体能测试的女性在得到这份工作之前，纽约市就被财政危机所困，卫生局下达了中止招聘新员的决定。

20世纪80年代早期，卫生局开始将3人工作组调整为2人工作组。好几年里这一调整一直在进行谈判，直到达成双方满意的结果：以环卫工人的加薪告终，纽约市也保证了前所未有的效率节余。环卫工人们的让步被赞誉，对他们工作能力的美誉达到了峰值，这成为女性最终进入到环卫队伍的一个重要因素。

纽约卫生局长期中止招聘意味着它是纽约的制服群体中最晚承认女性的，但是卫生局的领导工作已经在模仿中有所进展——通过密切观察消防和警察部门的男女共事过程，进而取长补短。当1986年环卫工考试正式公布时，纽约卫生局总长诺曼·斯坦森设立了训练课程来帮助女性应征者备考。[19] 笔试仍然保持原样，但是体能测试则有所调整（应征者仍然需要在短时间内移动超过一吨的重物，但是攀登岩壁、障碍跑的项目已经撤销了）。他聘请顾问来为环卫高级官员们主持防范性骚扰工作坊；这些长官当时正为他们的手下组织类似的教程，包括地区的监事，再由监事们将他们新学到的敏感问题处理办法传达给环卫工人们。同时，诺曼·斯坦森自己也深入到工人中。他提醒他们，3人工作组转为2人工作组的计划将给他们带来更多福利；难道他真的想因为排斥女性来这里工作而把事情弄砸吗？

在那年参加笔试和体能测试的45000人中,44000人通过了,包括 1357 名女性。卫生局通过抽签分班，每班分配了 137 名新员工，其中每班两名女士。然而工会声称考试违规了，本区蒂姆斯特斯 831 的官员们争辩，超过 98% 的通过率意味着这场考试"太简单，低于当前劳动力的能力和效率。"[20] 他们起诉以禁止这份雇佣名单。他们也反对两个分队正在兴建新女性专用更衣室和洗手间。同时宣称，纽约市的男性环卫工多年来一直在忍受破旧老化的设施，他们同样也值得拥有新的设备环境。尽管在 1986 年夏秋两季经历了各种波折，卫生局还是一往直前，任命了两位女性环卫工，她们是卫生局 105 年的历史上首次出现的女性。21 岁的卡伦·桑德森来自皇后区，30 岁的格洛丽亚·帕邦来自布鲁克林区，她们两位成为了当地的名人。

* * *

在我来之前，女性已经在卫生局的齐整队伍中存在多年了，甚至还有女性成为了地区的环卫领导。大多数男人都对女人在这里工作态度友善，但是也时不时会出现个别混蛋的男人。

我们中的几个在快要交班的时候坐在午餐室。我是当时唯一的女人（也许我是当时整个垃圾场里唯一的女人），我正在想着一会儿要去做什么。

排列在墙边的各式混杂的衣柜和储物柜都打开了，每一扇柜门内侧都用胶带贴着几乎全裸的女人图片，这些图片为这些男人展现了女人撩人的臀部、丰满的胸部和撅起丰润的嘴唇。它没有赤裸裸地描写性行为，但是它绝对是色情的，并且颇具侵略性地挑衅着。我们被肉体包围了。

其中一张裸体照片插页尤其抓人眼球。那位模特的金发被风轻轻吹离她的脸颊，她几乎什么都没穿，除了红色细高跟鞋和黑色摩托夹克，夹克拉链松开并被稍微拉向她的肩部，显出她完美的胸部轮廓。她穿着高跟鞋蹲得很低，她的膝盖张开着，相当吃惊或者是警觉地盯着相机镜头。我理解为什么。她的胯部几乎没有毛发。这显然是一个已过第二性征发育期的成熟女人，这是正常女性生理变化的基础性特征。我从来没有看过类似的东西，我不得不下决心不去盯着它。

房间里绝大多数男人都相当安静，只有一个我从未见过的伙计撩起嗓门说话。我不想被裸体女人的照片所包围，但是我也不想表现出任何它们困扰到我的征兆。我出去待了一小会儿；当我回来时，衣柜和储物柜的门已经关上了，男人们都回去干自己的事儿了，除了之前那个聒噪的伙计。他独自一人坐着，看上去颇为失落。

* * *

2004 年 1 月，一个明确的迹象显示女性开始融入纽约卫生局。伊娃·巴里恩托斯，担任环卫工九年。一次她爬上所负责的东区巴基斯坦片区的楼层高处去清理垃圾，她的同伴不知道她在那儿，于是升起卡车的机械臂。当机械臂直击她头部时，她成为了第一位殉职的环卫女工。她的葬礼在布鲁克林红钩社区的一个巨大的罗马天主教堂举行，当时教堂挤满了人。纽约市长、卫生局总长、卫生局仪仗队、管鼓翡翠协会、一个覆有国旗的棺木、一个吹奏哀乐的号手和一架在空中呼啸的警用直升飞机，这些都出现在她的葬礼上。她的同事，不管男女都失声哭泣。几个月后，布鲁克林北区 4 号垃圾场以她的名字命名，这是首家以女性命名的垃圾场。

III

第三章 改革的花样

Picking Up

ON THE STREETS AND BEHIND THE TRUCKS WITH

THE SANITATION WORKERS OF NEW YORK CITY

污秽泛滥

如果从事这项工作的女性早些时候在关于谁在清理垃圾，怎样完成或者为什么无法完成这份工作有更清楚的观点的话，也许男性环卫工人不会如此费尽力气地反对女性来做这份工作。在纽约绝大部分的历史中，干净的街道和高效的垃圾收集看上去都是不能完成的任务，甚至垃圾可以作为划分这座城市地理边界的一大特点。[1]政治家和金主们认为更脏的大道是城市增长力不可避免的结果，这一态度让纽约市人人都深陷困境。对许多人甚至是致命的。这一态度也意味着那些担负起管理城市垃圾工作的人们总是被忽视。

1624 年，110 名左右的男女孩童从欧洲迁徙到北美宣示荷兰主权，他们在曼哈顿岛的南端、哈德逊峡谷的西部长岛落地生根。[2]1626 年，另一批移民者加入了他们，但是这 11 个来自荷兰控制的加勒比地区及非洲西岸的男人们并不是自愿选择过来的，他们是这个殖民地的第一批奴隶。

他们时而一起工作，但更多时候这些奴隶要听命于那些欧洲人。非洲奴隶们负责清理森林、排干沼泽、铺设街道，承担了当地的劳动力角色。[3]他们挖了两条运河，赫利·格兰切和较小的毕福斯·格兰切，然后通过一堵墙横切了这座岛。几个世纪以后，那道墙将成为举世闻名的华尔街。他们的劳动包括挖掘由一代代本土栖息的生物遗留的巨大贝类冢，然后焚烧掉这些贝类和石灰石以用作附属建筑物和坟墓的材料。[4] 同时，他们也处理垃圾。[5]

这座城市的第一部街道清洁法令在 1657 年颁布。当时，住户们被禁止将"任何垃圾、污垢、牡蛎壳、动物尸体或者其他类似的东西"扔向街道或者运河里。为了给之后的市政固体垃圾设施选址做铺垫，法令也特别指出，垃圾可以倾倒在五个指定地点中的一个。[6] 这些地点包括"施特兰德（在东河）、市政厅附近（现在的珍珠街和科恩提斯巷），绞刑架附近（珍珠街和怀特霍尔宫）、亨德里克（威利门）面包房附近（布里奇和百老汇大街的西北角）、丹尼尔·利兹克附近（珍珠街靠近那堵墙）"。有人好奇怎么亨德里克面包房和丹尼尔·利兹克与现在官方的城市垃圾场距离那么近。[7] 那些将垃圾扔往别处的人将会受到罚款的惩罚，惩罚金额会随违规次数递增而叠加。[8]

这一法令看上去肯定很奇怪；它显得把垃圾投到河里非常容易。北河（现在叫哈德逊河）神奇的水流绕过这块区域的西海岸，沿着充满沼泽和低地的东部水域通道，给任何新阿姆斯特丹人想丢弃的任何东西提供了现成的存放区。而且这些浮渣并不总是垃圾；它也是为城市填充海岸线、建舱壁和稳固码头地基的建筑材料。荷兰人们从没有远离这座岛的南端，但是他们开辟了几个世纪以来都被踊跃效仿的趋势：他们在土壤外面，特别是在东河里进行种植。曼哈顿下区的珍珠街得名于光亮的珍珠，当这里还是城市的东海岸时就以珍珠著称。现在这里的内陆地区已有两到三个街区了。[9]

尽管出台了新的环卫规则来监督（有证据显示他们并没有

遵守），但街道垃圾还有一个同样普遍的来源。殖民地总领事彼得·施托伊弗桑特发现潜行捕食的野猪和牧牛一次又一次毁坏了他的花园，损毁了他家中堡垒的改造工程，于是他下令将所有的牲畜关进笼子里。可人们对他的这一命令无动于衷，执行乏力。这也情有可原，因为不是所有人都能理解它，那个时候这个城市的居民们还是"一群操着 18 种不同语言的人……"。[10] 据报道，尽管施托伊弗桑特怒火中烧，但野猪们很快再次肆虐。[11]

在过去，肮脏的街道和狂暴的野猪是个不见好转的棘手问题。即便到如今，对赫利·格兰切和毕福斯·格兰切这两条运河来说，这仍然令人头疼。它们几乎从开凿伊始就成了吸引人的垃圾点。[12] 立法院禁止市民向街道或运河投掷任何形式的垃圾，特别是普遍存在的"一桶桶臭气和脏物"，也就是便壶尿桶，然而这一立法完全被忽视了。在格兰切河河水退潮期，污水的臭气、腐败的内脏和腐烂的垃圾就会显露出来。这些会被奴隶们定期清理掉，但是他们的努力被证明是无用的。工作在晚上总会结束，当这些奴隶劳力们第二天回来，他们会发现前一天清理的地方又堆满了新鲜的垃圾。[13]

1664 年 4 月，当一位城市治安官问及该怎么处理"街道上随处可见"的野猪尸体，以"防止这股臭味向更远的地方蔓延"时，他被告知要利用"城市的黑人去搜集和掩埋这些。"[14] 但是居民区的劳力活儿和街道清理工作并没有受到荷兰人的长期关注。当英国战舰在 8 月份出现并直指他们在新阿姆斯特丹的大炮时，施托伊弗桑特已经寡不敌众、弹药供给不足，而且没有足够多的饮用水来顶过英军的包围圈。他原本打算背水一战，但是城里的商人，包括他的儿子，苦苦恳求，力劝他拱手投降。

　　这个原本干净的村落，居民仍然在那堵墙以东聚集着，并继续吸引着来自整个欧洲的移居者。但是它已不再干净，现在它也不再是荷兰人的了。英国人将他们新的港口以国王的兄弟詹姆斯——约克公爵命名。

* * *

　　没有历史记录显示，新阿姆斯特丹或者纽约的居民比他们在美洲其他殖民地（在此之后）的同伴们更懒惰。"毫无约束和顾忌地将各种类型的垃圾扔到街道上"是一个惯例。[15] 英国人铺设了一些道路以减少灰尘，并且挖掘了更多的井，尽管这些水只适合用来救火。[16] 毋庸置疑，让住在格兰切下风向的居民有所慰藉的是，格兰切的两条河在 1676 年由黑人劳动力填充起来。[17] 对屠宰场和制革厂散发"恶臭"的抱怨算是得到了回应，这些行业之后搬离了城区，迁往了城墙北面的东河。[18]

　　当时和现在一样，运输垃圾是个挑战。运货马车夫行会被授予运输任何形式载重的垄断权，只要他们停止使用"糟糕蹩脚的语言"，并且同意运送垃圾。[19] 这包括居民垃圾，也就是居民至少每周应该清理一次的家门前的垃圾，因为马车夫只会清理那些"在规定街道由户主或租客扔在或倾倒在马车上"的垃圾。换句话说，不同于现在的惯例，在当时你必须自己将垃圾倒在马车上，[20] 否则你所在街区的伙计将不会收这些垃圾。垃圾收集并不是一个受欢迎的活儿，因为它比马车夫为当地商人干活儿挣得少得多，所以马车夫商会的成员们制定了一个规划来划分任务。[21]

1684 年，分配到每个行政区域的治安官被授意执行街道清理法令，这使得公共卫生领域的警察参与变得正式化。这项安排延续了将近两个世纪，尽管期间有所调整。1694 年在纽约市的环卫历史中意义重大：第一次征收特别税来支付街道清洁监理人的年薪。10 年之后，清道夫出现在城市工资单的名单上，并且不同人分辖不同的街区。[22]

纽约人几十年来一直都严格禁止将排泄物和尿壶的脏物倾倒到街道上（尽管它们可以在冬季晚上 10 点后和夏季晚上 11 点后被倒入河水中），但是那些法令频繁通过，可见夜间污秽，也就是粪桶与尿壶里的屎尿始终是个问题。尽管之前的法令规定屠宰场、制革厂、酿酒厂、蒸馏厂和炼油厂都要远离拥挤的社区地带，但是它们仍然被建设在它们的拥有者所希望的地方，这意味着他们和住宅、酒吧和教堂共同享有某个街区。染料工、淀粉制作工、制鞋匠和油蜡工们加入了那群被称作"讨厌行业"的从业人员中，他们在街道上、沿海岸线上朝河道里投掷各种碎屑垃圾。

17 世纪的末尾，将近 5000 人挤进了曼哈顿。更多数量和种类的城市垃圾出现了，不管是人类的还是动物的，固体的还是液体的，有毒的还是无害的。它们看上去总是超出了所有人的垃圾制造能力，不管是居民、车夫、治安官、清道夫、被奴役的或签契约的工人，还是市议员们和市长们。从那时起，不管城市祖先们是否意识到，公共卫生和纽约的街道小径的清洁总是息息相关的。城市在保持自身清洁方面的无能和不情愿将成为这里一个多世纪悲剧的催化剂。

* * *

　　这始于黄热病。这种疾病在 1702 年在纽约首次被发现。感染者起初感到些微不适，卧床休息一两天后有所好转，然后身体会遭遇黄疸——这是该疾病名称的起源。不久后当剧烈的呕吐开始时，死亡就近在咫尺了。在当时的认知水平下，这种毁灭性的疾病被理解为上帝对那些罪恶满盈之人愤怒的惩戒。这些所谓的罪人通常是最新的移民者、最穷苦的市民以及饱受非难的人们，人们带着这种痛苦艰难度日。那些确信自己没有罪愆的最正直的市民为了逃过一劫，陆续逃离了纽约。。

　　本应充满生机活力的街道变得荒凉僻静。饥荒威胁着人们，因为农民们不敢进入城市劳动。恐慌的家庭抛弃了染病的母亲、孩子和祖父母们，将他们丢弃于沟渠边；车夫们一天来回好几次地给那些已死或将死的人收尸。挖坟墓的人占据了本属于制陶工人的领地，他们一次为几十个尸体挖坟，这些逝者的灵魂并没有得到忏悔。在黄热病结束前，这一传染病已经夺去了市长、几位市议会议员和其他 570 位市民的生命。[23]

　　这一传染病是几大流行病中第一个传播的。黄热病在 18 世纪出没频繁，和疟疾、天花、百日咳和麻疹一样，同时摧残着大人和小孩的生命。纽约城试图做出反应，更多的道路被铺设起来。人的排泄物（过去不允许倾倒于街道）及各种野猪、狗、牛、鸡、羊、马和平常的渣滓聚合物，在过去，不管是散落或掩埋似乎都要在街道上停留很久。而在 1703 年，新修的鹅卵石路中间修葺了排水沟。这些沟渠用作导水管道来帮助各种城市垃圾流向河流和海洋，但是这些垃圾不会随着潮汐被冲走。相反，他们中最脏的部分会无限期地在一堆堆垃圾中浮动，以恶臭和羹状的形式纠缠环绕着停靠在码头的船舶。

一名有着医生背景的政客卡德瓦拉德·科尔登在 1750 年做了一项城市调查，他指出疾病侵袭最严重的地方是泥泞区域周围或者临近沼泽区，这些地方以肮脏和潮湿著称。他出版了专著来阐明自己的观点：从整体上抵御疾病的方式（特别是抵御黄热病）是改善纽约城这些地方的境况。辖区的立法部门和市议会，因为害怕潜在的传染病卷土重来而非常重视科尔登的建议，通过了纽约的第一部全面环卫规章法。[24]

疲软的街道清扫规则被强化、再次引进并最终执行了，关于"夜香"不当放置的规定也实施了。扰民的制造行业在居民区被禁止、一种典型分区的方法（他们加入其他已经聚集在城市北部的制造行业，这里靠近深邃的、曾经光彩照人的科莱特湖，这一安排加速了湖水不幸的结局）也被叫停，这些行业还被禁止在温暖的气候下（在冬季仍然可以）将垃圾倾倒至城市的街道。被溢出的污水阻塞的滑道被疏浚和填平。肉类市场迁至别处，其旧址也被清理干净了，然而屠夫和鱼贩不得不适应肉类、禽类和鱼类的质量和销售的新标准。严格的检疫隔离措施在所有外来船舶上进行（因为也许不是所有疾病都是本土的），并且沼泽、泥塘和湿地都被填平，池塘的积水也被清除。野猪、牛、马和羊被下令圈养；狗则必须被拴住。

就像科尔登预计的那样，黄热病和其他疾病，比起早些年来已经不再那么致命了。他的卫生改革稳步开展并推行了或多或少十几年的时间，但是仍然存在问题。灰尘、粪便、污水和其他不洁物仍然充斥在街道上；百老汇大街（填平的赫利·格兰切）下的排水沟和其他一些类似的地方，仍旧散发出可怕的臭味、吸引了一群群苍蝇。[25]

美国独立战争让这座城市陷入停滞。当英国人最终在1783年离开的时候，纽约成为了12000人的家园，这个人数是战前人口的一半。这减轻了一些长期环卫压力，但是战后人口的剧增让战后遗留的任何城市基础设施都招架不住。

1784年，三名长官被任命执行街道清洁的法令，但是没有什么效果。1788年，市长抱怨私人承包商利用"罪犯和流浪汉"来清洁街道，这"剥夺了城市贫民的生存机会"。[26]那一年及后来的1792年和1795年，污浊的排水沟、腐烂的酒窖、一堆堆未处理的垃圾和粪便、屠宰场的废弃物以及腐化的动物残骸激励大法官向市议会提起诉讼，但也没有改变什么。[27]

黄热病仍然让人毛骨悚然，它不稳定的病原可能在几个夏天就夺走数百人的生命。[28]1789年黄热病再次来袭，让这座城市惊恐的是，这次比一百多年的那次造成的破坏还要大。当然，一位亲历者写道，这次疾病爆发是一次土生土长的瘟疫。这个城市的居民们数年来通过不断积累的粪便、腐败的食物和一切不洁物在真正毒害这座城市。[29]

这个情况由于干净饮用水的缺乏而更加糟糕。其他城市将水用在了多项任务中，包括冲洗街道，但是纽约却不这样。纽约最后的可靠水来源——私人持有的"茶水泵"，数十年来已经从科莱特湖底的深泉中汲取水源，但是甚至这种水都已"被粪便、蛙卵和爬行动物弄脏了"。[30] 有人称它"令人恶心作呕的"，并且警告"城市扩展得越大，脏污就变得越严重"。[31]

* * *

1800 年有 6 万人居住在纽约。[32] 充斥在曼哈顿底部的住宅、商业和野心使紧密排列着的建筑和迷宫一般的街道倍感压力，也比从前更脏了。由于城市绝大多数的垃圾包括粪便和其他可以卖给农民的有机肥，因此街道清扫可以成为一项经济上自给自足的事业。然而，错误管理的概率是很高的，城市在保持街道清洁和钱财正当上总会有问题。清道夫主管的例子就能说明这个问题。这个岗位 1803 年设立，并由前任粮食测绘官斯蒂芬·希区柯克担任。他试图欺骗那些收集粪便的清洁工、运输它的船夫和购买它的农民们关于这个城市想要从中谋利的企图。

纽约仍然在填河取地，但不是所有人都看好这个方式。一批市民反对填平格林威治街和比弗巷之间的空地。"……致命的经历证明填筑地拥挤的人口同时提高了疾病演变成恶性肿瘤的概率以及它传播的猖獗。"请愿者马歇尔·威尔金斯在 1804 年说道，他想避免"这个让我们蒙受可怕苦难的恶性发热病"再次复发，然而空地还是被填平了。[33]

这个城市仍然向北扩展。城市的建造者们乐见这一趋势，但是他们希望这种扩张能有序进行。他们辩称，还有比这更好的促进经济稳定繁荣的方法吗？同样重要的是，他们相信理性增长一定会帮助管理也许甚至是规范市民的心智和精神，尽管它们看上去总是无序的。[34]

曼哈顿众多的山丘、河谷、裸露的岩石和瘦削的悬崖都被溪流、地下喷泉、沼泽、草地和森林环绕着。一份细致的街道计划就能尽量全面地将其考虑在内，也许这只是早期参与者的想法，城市的领导者们却不这么认为。

经过对这座岛各方面的细节历时几年地详尽调查，一份提案在 1811 年新鲜出炉，它涉及的区域范围摆在地图上就跨了 8 英尺长。[35] 这份提案将曼哈顿列入其所属范围的东边，岛的南端则像一个指向左侧的短粗手指。较低的区域被标红显示，就像一根手指与它联结的手臂由于太多人挤在太小空间里而被压力灼烧了一样。就在这座岛最宽敞的区域，12 个斜跨于北部的横向街道与齐整而间隔排列的纵向大道相交，一直延伸到遥远的 157 号大街。[36] 这些线条描绘了跨越 11000 英亩、超过 2000 个街区的面积，它们形成许多均匀分区、角度合适的框框，组成了一个个连续不断的网格，没有任何地理上的障碍物或奇奇怪怪的形状出现。

这份人们称之为"网格计划"的提案构想大胆、规模庞大，即便是对于其支持者而言也显得太冒险，甚至近乎古怪。它设想出一个看上去无法企及的科幻般的大都市，市民们住在拥挤的下曼哈顿区狭窄凸起地带的顶端。[37] 但是这一巨大而不可思议的城市比任何人预想的都更快地形成了，其原因在于这个时代第二大胆的项目。

当伊利运河在 1825 年开通时，纽约就彻底改头换面了。在有运河之前，一吨在水牛城只值 40 美元的面粉在三周时间里通过陆路抵达纽约时，它的价格就翻了三倍。有了运河，同样重量的面粉 8 天时间就能抵达，并且只花费 6 美元。[38] 随着原材料和农产品从西部运输到东部，人们从东部迁移到西部，在运河沿岸及其周边建设城市，即便那里的人也陆续搬到纽约。运河开通后，纽约发展飞快，一年就要建设 10 英里长的街道（在"网格计划"的指导下）。但是随着街道景观的扩展和经济的蓬勃发展，城市生活的臭气问题也产生了。到 19 世纪 40 年代早期，纽约的臭气已经到了令人恶心的程度，以至于船员们宣称他们从离海岸 6 英里的地方就能闻到这种臭味。

废品问题

到了 1850 年，超过 50 万的人口居住在纽约，几乎 10 倍于 1800 年的人口数量，这些新增人口几乎都是通过移民迁来的。新来者们从奴隶聚集的南方躲进船舶里将自己运到纽约，却发现这里很少有带薪的工作，他们能找到的工作条件往往是不人道的，诸如卫生的食物和清洁的水这些基本的生活需求在这里都成为了无法企及的奢侈。许多人抵达纽约时就已经病快快的，无法找工作或找房子，而且私人医院也拒绝接收他们。[39] 最不走运的人甚至会沦落到饿死街头的地步，这些街道两侧随处都是被称为"市政府布丁"的陈旧大楼，他们有时很难辨认出自己在哪个街道。[40]

1851 年的一项调查总结到，如果基本的环卫措施行使到位的话，这座城市当年整整三分之一的死亡数量本可避免。[41]
1853 年的一项大法官调查试图查明为什么街道这么污秽，特别
是在清扫大街的工作能挣很多钱，而且被公认为是一份简单而
诱人的差事的情况下。监管清洁街道的人会捏造有名无实的虚
职，收受取之不尽的钱财，用于许多用途，而这显然不包括保
洁和清扫。大家都知道，环卫工首要忠于当局，打扫工作是其
次，甚至不重要。[42] 这些情况的结果是毁灭性的：截至 1860 年，
纽约的年死亡率高达 1：36，在当时是世界最高的城市死亡率。
虽然城市的污秽对无数受害者们来说是致命的，但是它让许多
商人变得富有起来。[43]

　　一些较低阶级的人同样也利用这些数量惊人的垃圾，尽管
规模要小得多。对于那些知道怎么去观察、在哪里观察以及有
足够耐力的人来说，在冗长的日子里捡拾足够的零碎物件能多
多少少为他们提供一份稳定的收入。并且，清道夫是少数总能
接纳女性的职业之一。对那些深陷于穷困的人们来说，他们寻
找、评鉴和私卖废料的能力使他们远离救济院、远离早殇。[44] 他
们的孩子早早学会了类似的技能，一些甚至还在蹒跚学步。[45] 在
纽约，对这些小孩子不抱好感的富有居民们称他们为破布仙人、
臭水沟狙击手、码头老鼠、河流小偷和街道顽童。[46]

　　通过协同工作或者自力更生，来自"五点"、"拾荒者街道"
以及其他东区贫民窟的女人和孩子们在街道上四处搜寻着，"手
上拿着钩子、臂上拎着篮子、肩上背着麻袋，穿梭在排水沟之
间搜寻着灰桶和盒子、排查着垃圾箱"，他们在找骨头、鱼头、
破布、废纸、电线、一段段的丝线、一块块的皮革、钉子、马

蹄铁、绳子、瓶子、一团团棉花或羊毛、一节节绳索、一块块木头、铁屑、煤屑。总之，"只要不是完全没有价值的，或者只要是用过之后没有被完全损坏的"。[47] 他们频繁出入木料场、屠宰场、磨房场和制乳场。城市垃圾场是公共领域，尽管女人和孩子的权利仅限行使于工作于此的在编男人们将垃圾搜查 ·遍之后。[48] 那些爱人从事修补垃圾驳船工作的女人通常能有更稳定的生活。当她们的丈夫站在船里躲闪那些从垃圾车倾倒到码头而洒下来的垃圾时，女人们整理并捆绑好男人们收集来的垃圾堆。[49] 整个家庭都致力于这项工作，甚至就住在码头之下。尽管生活条件悲惨，"还是有人已经适应了它，"一位讽刺的评论者指出，"就像鳗鱼据说已经习惯被剥了皮那样。"[50]

女人将她们的存货卖给中间商，中间商通常是统治这个城市货运生意的爱尔兰移民们。[51]19 世纪 50 年代中期，比原来更多的马车占据了这个城市的街道，但是四轮货车和其他大型运输工具也成为绕城拖拉货物的常见选择。它们需要更大的马力来拉动，所以是由两匹或多匹马来牵引，于是要求车夫具备足够的技巧和力量来驾驭马匹。[52] 这些司机逐渐被称作马车驾驶员；他们不会像马车夫那样很快在大多数工种中被取代，而且他们不都是白人。[53] 然而，和马车夫一样，他们的学识和能力都不能为他们赢得足够的尊重，因此被视为下层阶级（他们的诽谤者称这是因为他们散发出马的臭味）。[54] 马车驾驶员们在这座城市兴盛的经济下找到了稳定的工作，但是此后数年马车夫也没有完全消失；他们低调的马车仍然是家庭垃圾收集的最佳选择。

* * *

在社会领域的另一端，美国环卫署的建立是为了在内战期间改善北方军营和医院的条件，而它也首先见证了这样一个事实，那就是基础的卫生和简单的环卫对士兵的康复和健康意义重大。[55] 许多环卫署的成员来自纽约。他们认为如果环卫能在军营得到提升，那么也能在城市贫民窟中得到提升。但是那些贫民窟的卫生条件有多差呢？纽约市民协会试图寻找这一答案，于是他们开展了协会建立以来最雄心勃勃的卫生调查。[56] 纽约市被分为 31 个街区。每个街区分配了一位医师，他会一个街区一个街区地挨家挨户询问同一套问题。艺术家们会陪同这些医生并通过素描画出他们所看到的场景。这项调查累计有 17 卷（压缩版本就有 500 页）。[57]

《纽约市民协会卫生和公众健康委员会城市卫生条件报告》是一针见血的。它显示那些完全可以预防的疾病，诸如天花（有 3200 多例）和斑疹伤寒（2000 例，但是很可能只有实际数字的一半）却非常猖獗。大约每 28 例病患中有一例会死亡；在某些住宅区，在某一特定时期会有一半到百分之七十的居民患病。[58] 报告指出，这些患者很多都是工人，他们因此不能继续工作，这一影响城市商业利益的事实加剧了问题的紧迫性。[59] 他们同样希望传达给纽约的上层阶级：这些疾病是不分贫穷和富裕的，是没有地域界限的。[60] 他们宣称，这座城市必须有"一个有效的健康委员会"，并由一些"具备深厚疾病知识"和"熟悉业务调度"的人士组成。更重要的是，它必须免于政治或党派的影响。

"我们相信这类改革会被珍视。"他们坚定地补充道。[61]

城市官员们一直无视这一切，直到 1865 年 11 月，一艘满载着患有霍乱乘客的船从欧洲抵达，情况才开始变化。医生和政客们都知道冬天寒冷的气候只能暂时抵挡这一疾病。到了 1866 年 2 月，州立法部门批准授权了一家大都会卫生委员会；更重要的是，它被赋予了真正的权力。警察被授权执行健康环卫法。整个街区都被清理搜查：公寓、街道、小巷和公厕都被清扫和消毒。一些房屋的居民甚至被迫搬离他们的家，被送到防治站。当那年春天霍乱真的侵袭这座城市时，它只夺去了几百人的生命，比预期的少多了，也比在其他城市的情况好。[62] 于是，这个国家第一个市政健康委员会很快在其他城市被复制和模仿。不幸的是，对纽约人来说，这一委员会的建立恰逢坦慕尼协会（纽约市民主党组织）最猖狂的时候。

坦慕尼协会 18 世纪末建立，以对抗纽约的联邦党（大多数是贵族），当时它的标志性特征是兄弟会。[63] 兄弟会最初的目标可能是互助友爱，但是到内战结束的时候，他们内部圈子所称的"总舵主"掌握了前所未有的权力。坦慕尼协会当时几乎控制了纽约政府的所有方面，从城市和村庄到法官、地方长官，乃至审计委员会这一便于监视城市财务的机构。[64] 相当一部分用于街道清洁的永远在膨胀的政府预算都进了当地官员的腰包，街道清洁的工作成了闲职；挂名的街道清扫工定期给他们的老板和守卫官回扣；生意人付了大价钱以谋得内幕消息和可操纵的合同。市民对这些诡计的抗议一直无济于事，内部政客相互使使眼色、老道的观察者耸耸肩，然而糟糕的街道却成为一个全国性的丑闻。公共健康改革者眼看着他们 19 世纪 60 年代的利益所得土崩瓦解，然而这座城市仍然污秽不堪，穷人陆续死去；1870 年的婴儿死亡率比 1810 年的时候高 65%。[65]

使坦慕尼党逐渐丧失权力的是一位对其不满的告发者。他在 1871 年把会计结算本寄给《纽约时报》，结算本揭露了"总舵主"财政腐败的程度已经离谱到了无法被忽视的程度，而媒体也无法隐瞒这一问题了。抓捕"总舵主"威廉·特威德以及他后来潜逃又再次被捕的闹剧成为了轰动性的新闻。[66]

由于成功罢免了坦慕尼党的核心领导人，媒体被赋权并陆续开展了其他的事业，比如整顿街道的面貌。看上去，街道清洁局收到越多的资金，他们做的工作就越少。许多街区的商人们指着臭气熏天的垃圾，抱怨道他们几个月没有看见街道清扫工或马车夫了。1874 年四月，在一系列新闻报道披露了街道清洁局贪污和其他滥用职权的罪证时，州立法院介入了，但是他们给街道清洁局建议的实际整改措施被完全忽视了。[67]《纽约时报》感叹道，"纽约绝大多数理智的市民对当局能合理清洁街道这件事，完全不抱希望……"[68]

当独立的"街道清扫部"最终在 1881 年成立时，它几乎没有权力。[69]合同可以在没有任何监督和检阅的条件下随时被授予和取消。几个部门——街道清洁、公共工作、健康和警察以及市长办公室都对街道卫生负责，结果可想而知，没有哪里是清洁的或者是常被清扫的。一位评论员这样写到，"这个春天整个街道的清扫活动，是将所有公共工作视为分赃把戏的一个强有力的证明。"[70]

"……这个城市的人们应该多少了解一下，为什么他们不能拥有可以容忍的干净街道，何况他们每年还要投入一百多万美元到专管这件事儿的部门里。"另一个人气急败坏，他指责道，"这是一个没有智能系统、没有足够权威或支持力量、只是被腐化的地区政治吸光能量的部门。"[71]

"你知道你所居住的这座城市的中心街道长期以来都处于令人作呕的污秽和脏乱中吗？"一位愤怒的市民在 1890 年写信给纽约市市长，"街道有什么理由如此粗野脏乱，像猪圈一样？难道没有足够的扫帚、锄头、撮箕、马匹和马车吗？难道没有足够的人员来操作它们吗？或者街道清洁部是被肥皂和洗涤行业收买了吗？"[72]

这座城市因为抗争而感到疲惫的卫生改革者开始思考，即使是激烈的抱怨，乃至纽约最具奉献精神的市民们坚持不懈的努力，都不能改变什么。这项事业亟需新鲜血液的鼓舞，而它的来源令人瞠目结舌。[73]

* * *

现代美国史到了这个时候，纽约城里显赫家庭的妻子和女儿们都对"家庭卫生"颇为熟悉了。这个领域在几十年前首次被提出，最近被一些新媒体广为宣传，比如 1883 年首次发行的《女士家庭期刊》。[74]为什么不把女人们在家里锻造出的精明管理方式运用到更广大的领域呢？[75]有人认为，对街道的关切可以仅仅被解释为女人对其家庭与生俱来的责任感的一种延伸。"这对女人来说的确是一件非常合理的事情。"一位优雅的主妇说道，

"对料理和归置垃圾感兴趣，对街道的清洁感兴趣……实际上，所有这些构成了这座城市的家政工作。"[76] 在这个目标的指引下，妇女健康保护协会，这一由遍及全国的特权女性组织起来的卫生机构于1884年在纽约成立了。

有教养、自信聪颖的女人们通过将此包装成有关美感和整洁的问题，而非涉及科学或政治的问题，很快将人们的目光吸引到她们的事业上来。[77] 她们的第一个目标就是46号大街和东河脚下的发酵多年的一大堆粪便。尽管法律禁止这样的累积，但事实是这堆粪便已经毒化了半径达30个街区的范围。这块地盘的拥有者却因为有着众多政治关系而免于伏法，也根本不在乎他邻居们的诸多抱怨。女人们花了6年时间终于成功地将这个人告上法庭，责令他移走这40000吨腐烂的粪便。[78]

她们和她们在其他城市的兄弟机构在一系列市政改革的努力中被认可；尤其是纽约的这些机构成为了国内最有影响力的市民群体之一。[79] 当一项关于市政腐败的全面调查揭露出的深重罪恶，让最疲惫的观察者也感到震惊时，她们的事业有了保障。[80] 在一个选举年，丑闻爆发了。坦慕尼党的领导人们被千夫所指，无法挽救他们失势的权力了，他们的市长候选人被一位前任银行主席和一位纽约共和党抗议者领袖威廉·斯特朗普的家族成员所击败。

斯特朗普发表了他的承诺，他许诺会打造一个诚实的政府，一方面通过选拔那些不受贿于民主党、共和党等任何党派或机构的部门总长；[81] 一位候选人给了女士健康保护协会保证；她们敦促市长提名小科尔·乔治·沃林——一位内战老兵和自成一派的环卫工程师为街道清洁部长官。

斯特朗普与沃林会面时问他是否考虑过担任这一职位。这位陆军上校回应，只在一种情况下考虑它。

"我按自己的来。"

"法律会赋予你足够大的权限。"斯特朗普说。

"我不是指法律，我是指你。"他清楚地说明了这点，"你可以撤掉我，但是你决不能干预我。"[82]斯特朗普答应了他，于是沃林接受了这份工作。这位市长过去从未想象这一任命会有如此重要。沃林在1895年1月15日成为内外交困的纽约街道清洁部的总长官，并宣誓致力于打造和维持干净的街道，于是这座城市再也不是原来那个样子了。[83]

清洁倡导者

很容易想到一些纽约人会对沃林上校存有怀疑。他保证将让街道清洁部改头换面，这样的保证只会来自一个愚蠢的局外人。他不服输的信心听上去更像莽撞和天真。不过，费城已经在多年前成功地清洁了它的街道、遍及欧洲的各大城市也早就克服了同样的问题。任何人都能意识到这里的情况是不一样的，即便是没有坦慕尼党空洞的借口。这座城市太大、太拥挤，它容纳了太多不同种类的人们。观察者们喃喃自语道，"沃林也不会成功的。"

这些反对者在一方面是对的。沃林很傲慢，有时甚至叫人愤怒。但是他偶尔过分的自我确信为他赢得了一些名声在外的良师，包括弗雷德里克·洛·欧姆思特，他在 19 世纪 50 年代建造中央公园时的老板。[84] 沃林的大胆直率使他在战时得到迅速升迁，此后帮他成就了前途无量的事业。这位上校思忖着人们关于他将失败的预测，特别是当他自己遭遇困惑的时候。[85]

无视清洁部愤世嫉俗和故意低效的传统，沃林对街道清洁部的雇员们表态，任何人都能保住工作，只要他愿意真的用他的扫帚、装满他的马车、倾倒他的垃圾然后回头再次寻找垃圾。[86]"我偶然发起的一项街道清洁计划被证明很见效。"他在任期三个月时告诉纽约的"好政府俱乐部"。"让一个自然人而不是一个选民来把控扫帚把手……这个人现在认识到，政治将如何不重要；只要他们照料好自己的工作他们的饭碗就能保住。"[87]他预计八分之五的劳动力将会继续原来的劳动。[88]

沃林将他的战时经验应用到了清洁部的等级制度之中，并建立了严格的军队风格的秩序。这座已经被划分为街区的城市又进一步被划分为区段。清扫工和马车夫被分配到这些区段所在的街道，每天列队点名上岗。他们会向他们的工头报道工作进展或者任何遇到的困难。工头会将其反映给地区总监事，地区总监事又将这些消息报告给指挥链条中更高级别的长官们。任何高于清扫工和马车夫的级别都被视为长官，因此他们需要做决定、下命令和保证服从上级。

为了展示他是真的要清洁整座城市，沃林从最糟糕的一个街区开展了他的工作。"我说我们可以将'五点区'作为测试，如果我们没法儿把那里弄干净，我们就干脆放弃吧。"他后来回想到。[89]"我安排了两个年轻人负责'五点区',并且指示他们去做任何他们觉得必要的来清洁那里的街道。"[90]这件事儿花了两周时间,"但是现在(这两个年轻人)会独自在白天或晚上去到那里,他们会受到热情的欢迎。那里的人们现在对自己能够保持街道卫生感到由衷的自豪。"[91]

沃林相信,这座城市的垃圾问题已经足够严重,需要这个时代最智慧的头脑来解决,所以他挖到了受过良好教育的年轻人来担任领导职位,包括机械师和主管。他提名的负责垃圾最终处理(废物处理老的说法)的总长官只有 25 岁。清扫和收集垃圾的方法也有所改善。过去的方法是,清扫工将垃圾堆在路边,由随后的马车夫来清收它们,但是有时会延迟好几天。沃林下令马车紧随清扫工的行动,于是灰尘和垃圾堆再也不会在街边停留了。他的妻子也为这项事业做出贡献,她在装有轮子的小台面上设计了一个金属桶装置,可以由一个把手推动,并且它足够大可以携带扫帚、麻袋和铁锹。这一叫做"罐头携带器"的奇妙装置在 20 世纪 80 年代中期在纽约启用。就像沃林其他的创意发明那样,这项装置也被全国其他城市所效仿。[92]

雪天曾让他的所有前任们惶恐不安。当散发恶臭的街道浸于腐烂的蔬菜、灰尘、肥料、碎屑和其他形式的垃圾中,又遭遇降雪时,即使是最有活力的旅行者也会望而却步。一场暴风雪后有人描述道,"大量的泥土,混杂于污水和雨水中,抓住一切机会制造侮辱和亵渎、弄脏衣物。"[93]

沃林任职不到两周的一个夜晚,积雪就厚达 4 寸。到第二天早上 5:30,街上的环卫工们就将积雪清理干净了;3800 名环卫工全员出动，一起铲雪、将雪投掷到车上再拖走。让《纽约时报》都惊叹的是，"街道清洁部的雇员们每天很早就出发攻克积雪，以至于只要是落在他们铁锹上的雪都被清理了，人们完全见不到雪的踪迹……"。[94] 此间沃林夸口道，1895 年前五周被运走的雪比他上任前五年运雪的总量都多。[95]

还不止这些。环卫工们统一穿着制服的要求，自纽约街道清洁部 1881 年成立起就从来没被当回事儿。沃林以一种最古怪的方式坚持环卫工必须遵守它。带着一种表演者对公众关注的热衷，沃林让他的环卫队伍们穿着用棉粗布制成的白裤子、白夹克，戴上高高的白色头盔在大街上清扫、倒灰桶、运垃圾。他知道，清洁的街道意味着公众健康的迅速提升，他希望公众把街道清洁部的员工与卫生、洁净联系起来，所以就像医疗权威那样他们也穿上了白色套装。[96] 但是他们也有权力去做他们认为必要的事情来保证街道的清洁，因此他们高高的头盔是效仿警察的。任何想要溜出去买瓶啤酒或者在马车里打个盹儿的人都会因为他这身亮闪闪的制服而打消念头。[97]"这身白色套装……让所有人意识到他是被注视和观察的。"沃林在布鲁克林向一位观众解释道。[98] 他的妻子觉得他傻兮兮的，但这的确是个聪明的法子：环卫工们不再隐形，公众再也不能无视他们了。

从现代理性来看，沃林的一些改革听上去只是简单的常识，但是在纽约的煤气灯时代，它们几乎是革命性的。他安排清洁部的工人们留在街道足够久的时间来完成工作，并且要求他们的工具和装备质量优良、使用便利。他坚持清洁部马匹的饲养要适应这份工作，马厩的饲养员要保证马匹健康。他翻新或新建了一些必要的基础设施，比如马厩和垃圾倾倒码头，并且试图与清道夫们、驳船主们和水运公司重新签订合同。这些努力很花钱，沃林却毫不犹豫。有一种说法预估将近百分之八的城市预算都用在了街道清洁的开销上。"现在城市的管理层和过去坦慕尼政权花的钱一样多。"一位作家称，"但区别在于：虽然花了许多钱，好歹街道是干净的；坦慕尼党花了一样多的钱，街道却是脏兮兮的。"[99]

沃林相信，一个干净的城市需要整个市民阶层的通力配合，于是他发起了一项针对纽约年轻人的活动。"青少年街道清洁团"以俱乐部的形式成立了，它让孩子们学会去教育公众改掉过去乱扔垃圾的习惯，于是孩子们成为了纽约街道清洁部的眼和耳。到沃林任期结束的时候，已有 41 个这样的团组织，整个城市有近 1000 个孩子参与其中。[100]

为了培养员工的忠诚度、避免潜在的劳工骚乱，沃林建立了审查委员会来听取投诉抱怨、成立了"41 协会"来裁判投诉。这个协会是以纽约 41 个街道清洁区命名的，它由每个区派出一名代表组成。沃林将月薪提高到 60 美元，几乎是非技能劳动力工资的一倍。同时，他规定了 8 小时工作制，极大缩短了原来的工作时间。[101]

所有这些倡议改革带来了几乎奇迹般的效果。"纽约早就有街道部门了。"哈珀杂志说，"它是沃林上校的原创，它可以用来清洁街道。"[102] 记忆中，纽约第一次可以被看到、闻到和行走穿梭，感觉它好像重获新生。街道不再掩埋于没过膝盖的垃圾堆中了，腐烂的蔬菜皮、蓬松的木屑和糜烂的牡蛎壳、浸出的鱼骨头、填充的弹簧床垫、嵌入式的家具、摆动的破布、溢出的烟灰缸，以及浸泡在马尿里的一堆堆几乎无尽头的粪便（通常堆在死马、死狗和死猫腐烂的残骸周围，这些尸骸可能在此处存放数日或数周了），所有这些都被捣碎并通过路过的车厢、马车和公共汽车运往早期的中转平台或凹槽中了。[103]

当积雪落在排水沟里足够长的时间，已化成粘稠、湿滑的糊状液体时，街道上的行人们再也不用暗自祈祷，而是闲庭信步地径直穿过街道了。以往即使是在夏天最热的时候，家庭主妇们也关着窗，以隔离街道上翻腾着的恼人的灰尘，如今她们再也不整日紧闭着窗户了（下雨的时候，街道上的灰尘会变成带有难闻气味的油质泥土。上帝帮帮那些鞋底或裤腿沾上它的男人女人们吧；这股臭味将永远散发着，不管它沾上什么东西）。

摆脱了这些可怕的经历，纽约人见证了穿着白色制服的人们真的在街上打扫着卫生，而且是所有的街道，不仅仅是那些富人区的。他们一天清扫好几次，并且马车紧随其后。纽约人看到垃圾桶准时准点地被倾倒干净。卷曲的街边指示线和优雅排列的铺路石几十年来第一次在人们的眼前呈现。

为了庆祝它，沃林组织了一次游行。在 1896 年一个阳光明媚的下午，整个街道清洁部的工作人员，2200 多个壮汉穿着亮眼的白色制服行进至第五大道。这些清扫工们队形齐整，他们肩上的扫帚就像来福枪一样，马车夫们拉着垃圾车或水带车的缰绳，在前面牵引的马匹也装扮一新。这些马匹看起来非常精良，好像拉的不是低等的垃圾马车，而是私人车厢。全钢的马车在阳光下闪闪发亮，这是对过去常规却漏洞百出的木质装置的一项重要改进。十支前进的队伍散步在街道上，包括那支著名的第七军团。他们挑起了路人的精气神，很多路人也加入了他们的队伍。

游行队伍列队行进中，游行者、彩车和乐队从 60 号大道延伸到 23 号大道的拐角。整个队伍花了 1 小时 20 分钟才穿过检阅台，检阅台位于 42 号大街水库巨大的墙壁前。[104] 在检阅台的两端各种旗帜随风摇摆，它们将被授予给游行中排列最齐整的队伍、制服最整洁的队伍和装饰最好看的马匹。沃林引领着游行队伍，他的两侧各有一只高大的棕色母马。他穿着军装，戴着和清扫工们一样的头盔。一位观察者回忆，"那个给他修剪小胡子的理发师简直是个艺术家。"[105]

在某些街区，观看游行队伍的人围得里三层外三层。他们中的许多人"看上去并不常来第五大道。几乎每个站在路边石头上的人都有朋友在游行队伍里……"。[106] 这些特别的游行者有理由感到骄傲。这些观众穿戴整齐的丈夫、儿子和兄弟们已经完成了一项赫拉克勒斯的任务。游行开始时对他们喝倒彩、扔树莓的路人们很快意识到他们的轻蔑已经过时了。当那天的游行者听到那些最初的嘲弄变为欢呼的时候，他们理解了这是为什么。

沃林的任期持续了将近 3 年，直到"总舵主"重返市政厅，但是他的继任者再也不能宣称纽约街道清洁部的预算不够或者人力紧缺。没有坦慕尼的党羽敢辩称，就像许多人曾做过的那样，说街道不能被一周清扫多次或者像纽约这样大的大都市没法儿保持干净了。

"是沃林上校的扫帚第一次把光明带入贫民窟，"记者兼摄影师雅各布·里斯写道，"他的扫帚在这拥挤的住宅区，比医生拯救了更多的人。它做的更多：它扫除了我们民众大脑和道德中的蜘蛛网……"[107]

然而，有一个承诺沃林没有实现。当他就职时，这个城市正将绝大部分的垃圾倒入大海。从很多方面来说，这是一个差劲的废物处理选择，上校称他将制止这一行为，但是他从未推行一个可行的规划。如果他真的和把垃圾投入海里的人深谈过，也许他就能将其作为一个更优先考虑的事情了。环卫工人们有着更多关于他们工作的痛心疾首的故事，比如某晚六艘垃圾船驶离港口却只有一艘返航的故事。

愤怒的大海

1892 年 1 月末一个周一的深夜，一群人在位于东 17 号大街街道清洁部的码头上为即将远航的两艘拖船和四艘平底驳船做准备。[108]H.S. 尼古拉斯和埃德温·韦伯斯特这两艘拖船装载了 20 吨煤以及足够的淡水、食物、咖啡以供应船上的船长、大副和甲板水手。四艘平底驳船通过编号来识别（3 号、5 号、16号和 17 号），其中每艘船装载了几千立方码的垃圾，并分别由一位船长和一位大副驾驶。

这些拖船将拉着驳船驶下东河，跨越纽约港上部，穿过韦拉札诺海峡，然后驶向海洋。在温暖的天气，它们的目的地应该是距离洛克威半岛17英里的地方，但是这一年它们走得不远，也许就在布里兹角外10英里左右的位置。到底要把垃圾倒在哪里，造成了纽约市和临近地区的激烈争吵——这取决于天气、拖船船长的心情以及港口主管有多么想让船长们老实交代。不管是17英里还是10英里（或者更少），船员们都要将驳船上的垃圾倒入海里，然后拖船就会将其拉回码头。

这是一个熟悉的任务。数百年来，这座城市一直将其垃圾托运到海里。从最早欧洲人在此定居起，垃圾就被扔到海岸线周围。起初大家对此不置可否，但后来带着填海造陆的想法，很快就成为有意识的行为了。最终这个港口的边缘地带充斥了垃圾，船只都无法停靠了。1857年，国家命令向离港口更远的地方倾倒垃圾。[109] 于是，新泽西沿岸漂浮着垃圾。垃圾倾倒区又再次迁移，在1872年迁到了斯坦顿岛的东南部。这些污秽的垃圾抵消了这里原本有利可图的渔场和牡蛎养殖场，无法沉没的垃圾仍然漂向岸边，正像新泽西和斯坦顿岛越来越愤怒的市民所预测的那样。[110] 那些沉没的垃圾则开始堵塞航道。1883年，九艘以上的远洋货轮在进入或离开纽约港的时候搁浅了。有人称，垃圾正在成为"一座宏伟港口的摧毁者"。[111]

垃圾场仍然被推向更远的地方，去往了洛克威半岛之外。当然这么远的距离已足够防范垃圾碎屑沿路返回、堵塞船只或者杀死甲壳类动物，但是水流和风却不配合。

"在最方便进入的海域接触动物残骸和腐烂的菜叶，已是稀松平常的事儿了。"一位生气的游泳者忿忿不平，"许多讲究的人早就放弃了在康尼岛、洛克威以及周边景点游泳冲浪的习惯了。显然，游泳者被漂浮的死马尸体袭击或者潜水者迎面撞到一只猫的残骸，并不是什么愉快的记忆。"[112]

官员们认识到这个问题，尽管他们为提出解决办法感到绝望。"现在流行的垃圾和街道废物的处理办法……粗野原始到极点。"纽约市长托马斯·F·吉尔罗伊说，"……任何情况下，涉及到将垃圾从一个伟大城市的街道直接扔到临近一座伟大港口的水域里，这样的体制系统简直让人无法忍受。"[113]

它同时也是违法的：1888 年联邦《海洋保护法》将垃圾入海作为犯罪处置。当其他的垃圾处理方式被证明不方便、不合适或者太昂贵时，纽约就会回避、蔑视这项法律或者弄到法律的豁免权，这一行径非常普遍。城市的管理者们声称，这一海洋问题是短期的，但是垃圾入海的处理方式已经延续多年，所以他们的保证听起来很空洞。尽管垃圾入海时不时会被叫停，严肃的替代方案又总会带来严重的问题，于是这座城市还是一次又一次地将垃圾投向海洋。[114]

* * *

周二清晨，在街道清洁部的码头，星光灿烂，空气湿润、气温 36 摄氏度，船员们随着衰退的潮汐解开缆绳。"埃德温·韦伯斯特号"由乔治·克拉克担任船长，这艘拖船拖着 5 号和 17 号驳船，两艘船前后错开。另一艘拖船，"H.S. 尼古拉斯号"由船长 A.E. 高夫掌舵，它拖着 3 号和 16 号驳船。它们的货物金字塔式地堆叠起来，当船队在黑漆漆的海域穿行时，轻柔的西北风吹拂着这些货物。

驳船上的船员们算是幸运的。他们的船是"巴尔尼自动倾倒船",一种带有铰链式底座、由六个船舱组成的新式驳船。从巴尔尼船上倾卸垃圾,船员只用解开一根链子,将船舱底部打开,垃圾就能滑入海中了。[115] 自动倾倒船只需要两名船员。相比之下,一个普通的平底垃圾驳船需要几十位劳力在一堆堆垃圾间爬上爬下,同时他们还要花费数小时用铁叉和铁锹将垃圾抛到甲板外。风浪经常会将垃圾吹回来击打在他们脸上。由于垃圾堆坡度不断变化,船上的平衡很不稳定,不少人从船上倾覆掉入海中,他们的尸体就永远留在了布满垃圾的海水里。这样的悲剧在新的垃圾船里就不常发生了。有谣言相传,巴尔尼公司是向纽约索要高价来租赁其船只的,然而,驳船船员们乐见自己的工作不再那么危险,并且每条驳船的甲板间都有铺位、炉子和炭火。

当船只到达垃圾场时,风势开始增强,云使得夜色更加昏暗,空气中带着寒意,但是水手们并不担忧。他们中的绝大多数有着多年的航海经验,已经习惯于天气的诡谲变化了。驳船船员们倾倒完船上的垃圾后,这只小舰队就转向返程了,但到那个时候天气不只是变化,而是剧烈突变了。从他们离开曼哈顿起,温度计急降了25度以上(变化太突然以至于它成为第二天的头条新闻),微风逐渐演化为狂风,云层中飘落下一阵阵麻痹人的雪。

一艘装备齐整的船只可以在这种情况下进行抗争,但是对于拉着空载垃圾船、高高浮在水面的拖船来说,这的确令人生畏,而且8英尺的出水高度让航行显得十分僵硬。[116] "H.S. 尼古拉斯号"在缓慢前进，但"埃德温·韦伯斯特号"却不是这样。它边拉边发出嘎吱声，它的引擎在咆哮，它的烟囱飘出大块羽状的蒸汽，但是它看上去却在逆行。在时速 64 英里的风速下，桑迪岬海岸外，它的牵引驳船的系船索突然断裂了。这根游移的绳索在水中摆动了一会儿，然后缠绕在螺旋桨周围，让整艘船猝然停下。然后系在 5 号驳船和 17 号驳船上的绳索也崩开了。[117]乔治·克拉克，"埃德温·韦伯斯特号"的船长，发出了求救呼号。

"H.S. 尼古拉斯号"的船长高夫让他的驳船——3 号和 16 号——停泊在洛克威浅滩的避风处，然后前去援助克拉克。他穿过一个又一个防线，将他自己船上的煤和淡水下降到非常危险的高度，好让船员们挣扎着将绳索递给另一艘船上的同事们，但是剧烈震动的海面让这成为了不可能完成的事情，最终他不得不放弃。当克拉克意识到这次营救毫无价值时，他抛下了锚。但是锚并没有到达海底。

高夫船长驳船上的船员们期待着他回来；然而，令人意外的是，船上的动力开始不足。船员们以为他喊着要去斯坦顿岛；他们没想到他需要更多的燃料。高夫不知道他的驳船出了问题。16 号驳船的锚已经落到海底，但是 3 号驳船的并没有。于是 16 号驳船锚的链条断了。船仍然系在一起；3 号驳船晃荡的锚给了它一些稳定性，但是现在 16 号驳船已经没有相匹配的重量来帮助其在汹涌的海水中保持稳定了，于是两艘船开始倾斜和互相撞击。它们向"埃德温·韦伯斯特号"和它的驳船漂移，一度看上去这五艘船将相撞在一起，但是风和水流将它们彼此牵引开来、推向海洋深处；到了中午，它们再也看不到海岸了。

当时没有人知道这些，但是在最近的记忆里，他们被其中一次最剧烈的风暴袭击了。[118] 遍及东北海岸和北太平洋的船只都遭遇重创。"哈利和奥贝瑞号"，一艘英式双桅帆船在火岛附近的"蓝点救生站"外沉没并失踪（尽管它的船员们获救，它载运的一船椰子让附近长岛帕乔格的居民们喜不自禁）。一艘载有五名船员的渔船在桑迪岬沉没了（船员得救）。在长岛湾，三艘满载玉米的驳船拖拽着锚链，在海崖搁浅了，海崖猛烈的巨浪摧毁了它们。当德国蒸汽船"富尔达号"在一个周二的下午抵达桑迪岬的灯塔时，它"看起来就像是玻璃做成的，它好像周围全被冰裹上了一样"。"安第斯号"这艘从西印度群岛来的蒸汽船被周围的风浪击打得太猛烈以至于它所有的货物都转向了船的右舷板；它回到港口时就像个醉鬼一样。一艘在卡德纳斯登记的汽船"古巴号"也目睹其桅杆和甲板被击碎，另一艘来自巴西的汽船"霍普敦号"则见证了自己所有救生艇被摧毁的一幕。来自布鲁克林、新泽西和斯坦顿岛的船客们在船上像爆米花一样不停地晃荡。[119]

关于怎样以及何时街道清洁部的官员们意识到他们的五艘船失踪，人们的说法各有不同，但是到了周二下午，几艘拖船的所有者都对求救的疾呼给予了应答。毋庸置疑，这些潜在的救援者希望将他们的伙计于可怕的命运中拯救出来，但是他们的动机不仅仅只是出于人道。救援费用相当于半艘船的价值，而这都要他们自掏腰包。驳船的价值在每艘 12000 到 15000 美元，而据说拖船的价值达到了 25000 美元。[120] 即便是一支搜寻队只找到了一艘船，那也是一大笔收获。

"威廉·H·沃斯堡号"，一艘比"埃德温·韦伯斯特号"更大更结实的远洋拖船，于周二下午驶向大西洋。它的船长和船员们原本打算停在原地，看他们的供给能撑多久，或者等他们发现街道清洁部的某一条船，但是他们在周二晚上就返程了。它的船员们没有看到任何驳船，也没有看到"埃德温·韦伯斯特号"，然而它的船长通报，狂风中冰块正急速击打船身，抽打着断路器，有几次几乎要把它们淹没了。海水和冰凝结成块堵在烟囱的顶端。

另一艘巨大的远洋拖船"达森尼号"也加入了搜寻队伍，它往东以30海里的时速偏东南方航行，但是之后也被风暴困住。在冰柱间晃荡着，它的右舷壁垒"被击打得开了花"，看上去"它就像正在北冰洋过冬一样"。周三午夜后，它缓慢费力地折回 17 号大街码头，500 多个焦急的人在那里等候他们的消息。[121]

"我已经有了经验，例如我希望再也不要经历这些。""达森尼号"筋疲力尽的船长说，[122]"天气令人恐惧，寒气逼人、狂风肆虐。海水冲上拖船的甲板，在船还能再次转动驶进大海前已经结成了冰。船顶的冰已经结的很厚，船开始被水包围。我们开始担心自己的安危，于是决定转向返回港口……"[123]

失踪船员的家人们有理由预想最坏的结果，特别是当他们瞟到每日报纸的头版新闻时。"所有有立场在这个话题上发表观点的人都一致宣称，那些遭遇风暴的船员生还的可能只有千分之一。"《纽约太阳报》称。"街道清洁部的搜寻舰队没有带来任何消息！"《纽约电讯报》哀叹道。"这是来自残酷海洋的最新消息，在这种情况下没有消息的确是最坏的消息。"《纽约世界报》采访的一位所谓专家说。"驳船由于体量很轻，被淹没的风险很高。"他称，"同样，很有可能它们的甲板间会被冲走，里面的船员就会被暴露于这糟糕的天气之中。没有掩护他们不可能活很久。他们将会被冻死。"[124]

一艘没有幸存者的船体残骸被报道散落在洛克威海滩上，它被认为是其中一艘驳船的残骸。另一处残骸在火岛外被发现；有可靠来源估计它可能是"埃德温·韦伯斯特号"。这两则消息都无法证实。

* * *

到了周三黎明，飘荡在海洋上的五艘清洁部的船只彼此已经失联多日了，但是它们有着共同的命运。海浪把它们托举到海水聚成的高墙峭壁上，将它们甩进泡沫状的海沟中，不断地被浇透浸湿。在分秒变得更厚更重的冰层里它们被不停打磨着，时速高达100海里的狂风将它们推向海洋深处。一场场暴风雪把能见度降到只有几码。小型冰山击打着"埃德温·韦伯斯特号"的船身，很快他就浸没在海水中；全体船员都被派去抽水和往外舀水。在5号驳船上，船长和大副用一根绳索紧紧绑住船体各部，以防甲板室被冲走。17号驳船的船员们将监视工作设置成10分钟就交替轮岗一次，这是他们所能忍受严寒的最长时间了。

尽管他们的船体还系在一起，3号和16号驳船的船员们将他们的联合旗帜降下来，朝着经过的船只叫唤招手。他们的甲板室似乎是安全的，3 号驳船的船员们正准备转移到船舱，尽管很快他们就开始担心整个驳船是否能保持完整无损。他们知道，这两艘船每次相撞发出的不祥的尖利声意味着它们即将分离开来。

周三下午，在距离桑迪岬大约 55 英里的地方，一艘叫做"卢肯巴赫"的拖船上的值班监视员发现了 3 号和 16 号驳船"在波涛汹涌的海面上航行着，显然要开启一段跨越海洋的旅程"。[125]

"当驳船上的 4 位遇难者听到来自这艘拖船的呼喊声，他们立刻奔出甲板室，跑到湿滑的甲板上。当他们看到一艘长 130 码巨大的拖船就在他们不远处时，他们迸发出一阵欢呼，显示出他们之前有多么绝望。"《太阳晚报》报道。"卢肯巴赫"的船员们向他们投掷了几袋食物，然后抛过来一根绑了铅的绳子，后面系着一根 10 英寸的系船索，于是 16 号驳船上的船员们将其绑在了船头处。

回程花了 13 个小时。他们穿过康尼岛海峡，这让他们暂时逃离了仍然猛烈的大风，然后悄无声息的来到了哈伯上区，最终在周四清早到达了位于布鲁克林的大西洋盆地码头。迎接他们的是热烈的欢迎和庆祝，但是还有 14 名船员和 3 艘船仍然下落不明，所以"卢肯巴赫号"重新装满它的食物供给，在黎明前的黑暗中再次返回大海。

那天早上大约十点，在距离桑迪岬灯塔 100 英里左右的地方，"卢肯巴赫号"的一位甲板水手在地平线上看见了一艘船。那正是 17 号驳船。这次的重逢与之前的营救颇为类似，冻得发抖的船员们在周五凌晨一点之前就被送到大西洋码头了。他们还不十分确信自己已经熬过苦难、幸存下来。"每次海浪向驳船首尾和两侧的重击对我来说，就像一块泥土落在我的棺材上。"17 号驳船的船长说。[126]

只有一艘拖船和 5 号驳船仍然不知所踪。

* * *

"埃德温·韦伯斯特号"有着 91 英尺长的龙骨和 36 英寸长的气缸，它于 1865 年在巴尔的摩建造完成。它在青壮年时期非常坚固，但是到开始拖垃圾船时，其适航性就让人堪忧了。批评者嘲笑，即使在最温和的天气它也根本完不成拖动驳船的任务，并且它肯定无法"在面临周二晚上那样的巨浪低谷期"中存活。[127]

实际上，船员们拿着水桶和抽水泵孤注一掷的努力让拖船继续漂浮着撑过了周二，接着撑过了周三。但是周四午夜过后不久，海水上涨的速度远远超过了他们把水舀出去的速度。"其中一名船员在诅咒，"后来有一则描述这样写到，"另一位则将他的桶扔到甲板上说，'再见了，伙计们；我已经倒掉了我最后一桶水。'……他的声音听上去就像在敲丧钟，敲击在每个人心上。有人发出一阵哽咽式的啜泣，然后开始祷告。"[128]

但是此时，一位甲板船员发现了一束光。

"那束光朦胧地升起又落下。"船长克拉克说。"我跳上驾驶室向那束光源挥手。然后那艘船转向了，正好朝我们开来……他们发现我们似乎出了什么问题，于是很快我们看见他们从吊艇柱上卸下一艘船过来营救我们。"这是一艘三桅帆船，从费城开往波士顿。它的船长后来说，他本是试图去营救"埃德温·韦伯斯特号"，只是因为当时的暴风雨逼得他不得不改变航线。在最后一个人获救不到一小时后，这艘拖船就沉入海里了。船的主人，布鲁克林的威廉·轩尼诗先生，已经在三天前终止了它的保险期限。

目前仍然没有 5 号驳船的任何消息。一位巴尔尼公司的官员对它的沉没持怀疑态度，但是当时船上人员的食物供给只能支撑一到两天时间。他说，如果他们没有被饿死，也肯定会被冻死。搜救人员持续往返于海域中，但是周五过去了仍然没有任何消息，周末也是如此。到了周一，几乎可以肯定，驳船和它的船员们已被大海夺去了生命。

然而周二早上，灾难开始的整整一周后，一艘装载铁矿石、从英格兰驶往费城的汽船发现了失踪的驳船，它的船长和大副遭遇了冻伤和脱水，但是仍然还活着。他们已经漂流了 160 英里。营救者将他们送到博爱城（美国费拉德尔菲亚市的昵称），那里的海运交易所当晚给他们提供了餐饮和住宿。第二天，雷丁铁路让他们免费搭乘火车回家。

当他们到达纽约，一位目击者随口提到，这两名船员"没有显出任何遭遇过灾难的迹象。他们中的绝大部分似乎属于已经习惯苦难的阶层。"

弗拉维奥·卡纳勒的妻子却不同意这一观点。卡纳勒是 5 号驳船的大副。当他终于和家人团聚时，他一把将妻子抱入怀中，他们俩人倒在地上痛哭。他依次拥抱了他的三个孩子，以及看望他的所有邻居，他们都挤在下曼哈顿区富兰克林大街这窄小的一居室公寓中。"弗拉维奥喝下一瓶威士忌仍然泰然自若，于是他又叫来一些啤酒。"《纽约太阳报》描述道，"他的脸浮肿得厉害；他的眼睛红肿充血；他的耳朵起了水泡，因为冻伤而脱皮；他的双手无力而肿胀；他移动起来都有些吃力。"[129]

　　卡纳勒刚在驳船上工作两周。他说他将不会再回去了。

IV

第四章 环卫体验

Picking Up

ON THE STREETS AND BEHIND THE TRUCKS WITH

THE SANITATION WORKERS OF NEW YORK CITY

你是环卫工

这份工作最难的部分不是垃圾，不是它的重量、它的气味、它的永不间断、它的危机四伏。最难的部分不是在糟糕的天气里工作，或者极少有连续两天的休假，或者时刻随叫随到（有时连续多年如此），或者永远在做驾驶接力，或者值夜班，或者被你所服务的民众嘲讽轻视。这份工作最难的部分甚至不是部门官僚里间或出现、颇为愚蠢却叫人发疯的严厉谴责。

这份工作最难的部分更为直截了当。

这份工作最难的部分就是——起床。

也许是因为，白天开始得太早并且需要这些体力劳动。也许是因为，人类这种动物注定就不应在每天黎明前的夜色之中起床。也许是因为，这份工作太像例行公事，甚至单调无聊。

你永远无法判定它为什么如此艰苦，但即便是过了这么多年，你仍然讨厌这份工作。你对闹钟的诅咒永远是真真切切的。

你找到你的牛仔裤、T恤和卫衣；你刷完牙、梳完头，离开房间，爬进你的车里。

在路上，你只回想着你爬下床、去上班的情景，然后你想到弗拉维奥·卡纳勒的故事。你庆幸自己从未面临多年前他和同伴们遭遇的那种苦难，但是你理解那种还没真正开始就想辞职不干的冲动。

　　这是你工作的第一天。紧张、自信满满、对工作感到欣喜，你踏上街道时仿佛想要追寻整个纽约所有的垃圾。你的搭档，一位资深的伙计，警告你稍微放慢速度，但是你却无视他。早上晚些时候，你仍然感到力量满满，你能以很快的速度拖拉一个特别重的垃圾箱。它在不停晃动。这很奇怪。你听到你的搭档朝你叫唤，转身看到那个垃圾箱里装满了死鸽子，漂浮在布满蛆虫的液体里。你也发出一声叫喊，试图跳到干净的地方，但是你已经拉得太用力，反应得太慢，那些发臭的液体随着一些肿胀的鸽子残骸，溅了你全身。

　　你跳着避开那堆脏物并且试图屏住呼吸，但是你也开始反胃作呕。那气味——刺鼻、甜腻、倒胃口——比任何你遇到的东西都更糟糕，而且你全身还浸满它。你的搭档试图表示同情，并建议你脱掉你的 T 恤、穿上他的汗衫，但是这帮不了你湿透的裤子，更何况，他一开始还没法儿跟你说话，大笑你窘态的同时他的工作量也加倍了。他提醒你没有任何东西可以消除那股气味。你的衣服、手套和靴子都遭殃了。在卡车上，他在你旁边叮嘱了几分钟后，便开始说自己不能忍受你整天身上带股味儿，但他却再次大笑，笑得太猛连眼泪都掉下来了。他撵你出去，叫你呆在脚踏板，即便是天开始下雨，也不让你回到卡车里来。[1]

　　那天晚上，当你脱掉你的整套制服（太新了以至于 T 恤袖子上还有折痕）并向你的同事借了临时替换的衣服后，当你在垃圾场用烫到难忍的热水淋浴然后再回到家里冲澡冲到热水都用光后，你试着躺在床上，然后发现这些似乎是徒劳的。那可怕的味道仍旧停留在你的鼻孔里，这太糟了，你想过修剪你的鼻毛以防那里寄居着那种气味分子的残留。但是现在你发现自己根本无法平躺。你的背部肌肉似乎变形了。你的脊柱，早上还是正常的，现在却感到有些扭曲。你以为热水澡可以缓解疼痛，但结果却更疼了。你翻个身，肚子朝下，可还是不能平躺。你试着换个姿势侧身躺；但还是没有用。

你在空空的房间里大叫，我不能做这个。我没有它要的天赋。老天爷啊，我连他妈的垃圾人都做不成。你的声音里满是绝望。你庆幸没人听见你说的话。

你正准备起床、告诉你的妻子——就在你深吸一口气（尽管这很难）、让自己稍微镇定一点儿之后。你需要闭上一会儿眼睛，然后走到另一个房间，面对她，脱口而出。你不会再回去做那该死的工作了。

但是你睡着了，当然——你的妻子之后告诉你，你睡得太死，甚至一晚上都没有动过——于是那个早上对你来说来得太艰难也太快以至于你没法儿截断它。你一路踌躇着去上班，那里人们已经叫你"鸟人"很长时间了。

接下来的几周和几个月，你学会了一些基本的诀窍，比如用腿来托举而不是用背（你发过誓已经知道怎么做这个），怎样等候你的同伴而不是莽夫式地独自抬重物，整个白班里如何在整条路线上调整自己的工作速度。你养成了良好的习惯，即在收垃圾时，对每一个被扔出去的袋子、桶和罐子都稍加怀疑。你仍然至少每周宣称一次你要辞职，但是没人当真。资深员工只是笑一笑说，当然你要辞职啦，就像他们这么多年来每天都说要辞职一样。他们告诉你再坚持久一点，他们承诺情况会越来越好。你告诉他们，他们的脑子由于多年来吸入太多柴油烟而变混乱了。

但是一旦你成功渡过了第一年，你就想着也许可以撑过第二年，第三年，直到五年时间匆匆而过，而你毫无觉察。到那个时候，你的背就恢复正常了，你也找到了真心的朋友，你再也不会遭遇死鸽子黏液了。

* * *

你进入这个街区，把车停在一个空旷的地方然后一脚迈入寒气逼人的黑暗中。你注意到一位你的环卫工同事已经把白壁轮胎和螺旋桨的轮毂罩装在了他的 SUV 上。你自己的车就是最新的样板。你工作的年头已经够久，足以领到最高工资了，同时你总是会组装卡车，所以你偶尔还有额外收入。

你不太确信，你第一次认识到这个城市将为你的工作额外支付薪水，是在 20 世纪 80 年代上半期。这是当时所敲定合约的一部分内容，正值 3 人工作组变成了 2 人工作组。这给城市带来了巨大的结余，工会的动机则是通过这份合约将一些生产率提升后的额外收入返还给那些帮助实现它的工人们。其背后的逻辑是合理的，但是当你偶然可以在平常的工资之外挣得更多收入时，你还是会感到吃惊。当你第无数次地计算今年的总收入时，你发现加上你平常的工资、组装车的钱、去年冬天你的排班分散所挣的夜班费以及后来暴风雪来临超时工作的加班费，你能得到大约 8 万美金的收入，也许接近 9 万美金。这对于资深员工来说是正常的年薪；绝大多数和你同时来这里工作的伙计挣的薪水都在同一个区间。

大多数人觉得这对于区区"垃圾工"（公众仍然这么称呼你）来说补贴金额过高。你经常想，这座城市应该发起一个"一日环卫工"的项目，每位纽约人都要花上一天时间伴随他们当地的环卫人，走环卫路线、克服交通问题、拾起垃圾。你非常清楚，如果普通市民对这份工作的要求有点儿概念的话，那么就根本没有人会羡慕你和你的同事。你的伙计们向你保证，公众从来就不乐意给那些拖走垃圾的人可观的收入。更何况，他们理论道，你的"一日环卫工"的梦想永远不可能实现，因为你能想象市政府必须提出什么样的免责条款吗？

当你走进午餐间看到一群熟面孔已围坐在桌前时，你仍然在想，这将是一个值得尝试的主意。你拿来甜甜圈和咖啡给桌前需要的人，于是那些伙计开始友善地调侃你——"干嘛突然这么大方，你个吝啬鬼？"、"希望这没有摔烂你的腿！"，还有引你发笑的，"你怎么搞的？我要的是加奶的！这全是黑咖啡！"

你记得多年前的一次，当时你还在垃圾场工作，你的上级是一位轮值的长官。和轮值长官一起工作的感觉通常就像和一位小学代课教师在一起，几乎意味着每一天都是冗长而艰难的。但是这位轮值长官了解这份工作，而且他看上去像个好人，因此，当你走到后面给自己泡杯咖啡时，他请你帮他也冲一杯。"没问题。"你应到；他说了句"谢谢"。你问他想要怎样的咖啡；他笑了笑，似乎从侧面望了你一眼，然后说，"就像我这样。"

你吃了一惊。这位轮值长官是黑人。难道他想要黑咖啡？

或者——他的肤色不完全是深色的，但是你也不能说他是浅肤色；他中等身材；他不是"软柿子"但也不是"土恶霸"。所以，难道他要的咖啡是……深色的？浅色的？大杯？小杯？加糖？还是几种的组合？你因为太慌乱而没有直接去问，于是你给他冲了三杯不同的咖啡。他问为什么。当你解释时，你笨拙地搜索着词汇，看上去就像个傻瓜，他哄然大笑起来。他告诉你，他的意思是"普通的"。[2]

你正在担心这位长官是不是在你周围，或者在你走进储物间的时候他就已经下班了。这时，你的注意力被环卫工科利安德罗吸引了过去，他弯下身子朝着环卫工麦克菲大喊道，"卑鄙的混账东西，你再敢这样做看看！"

"你滚蛋。"麦克菲平静地来了句。

他们是在继续一天前开始的争论。尽管科利安德罗和麦克菲都在这里工作 22 年了，他们的工作风格却完全不同。他们不是严格意义上的敌人——或者至少，在昨天之前不是——但是他们从来就不是朋友。科利安德罗，一个大块头的白人伙计，有着浓密的头发和一张大嘴，他是"拖后腿"的能手。然而，麦克菲，一个矮小但肌肉发达的非裔美国人，总是雷厉风行的。

当一个慢节奏的人和快节奏的人一起工作，如果快的人愿意包揽两人的活儿，慢的人就会按自己的节奏做事，但是这意味着快的人揽的活儿比他当天分得的任务量多得多。通常科利安德罗和麦克菲不会一起工作，因为分配排班任务的主管助手和垃圾场工头知道他们的风格不同，所以从来没把他们配成对。当一位外地来的新任主管助手昨天在信息告示栏上将他们排在一起，而主管拒绝重新调配时，垃圾场里其他的人立刻下赌注，猜测他们之间的恶战将会多快开始。

每个人都知道，科利安德罗遇到最轻微的挑衅就会威胁揍他，但却不敢真得出拳头。麦克菲的性情则平和得多，他也的确以不发脾气著称。可是，昨天他却将坏脾气展露无遗。在看到科利安德罗来回挪动他的屁股、彻底毁了那一天后，麦克菲做出了一个让所有人都大跌眼镜的决定。他坐进卡车里，一溜烟开走了。他一个人。科利安德罗不得不步行55个街区回到垃圾场，他每走一步就更加怒火中烧。大汗淋漓的回程途中，路人跟他打招呼时开的玩笑只会让他更加生气。麦克菲已经下班离开了，所以科利安德罗只得等到今天早上发泄他的愤怒，他的声音回荡在储物室里。

他让你回想起一位在你还处于观察期时就认识的老相识。你被送出城外工作，去斯坦顿岛边缘的一个街区，和一个工作老是装模作样拉后腿的老员工搭档。起初，你觉得他只是让人讨厌而已，但是后来你意识到他简直是个混蛋。

这是你第一次挨家挨户地收垃圾。那天之前，你只是在曼哈顿和布朗克斯密集的居民区处理那些巨大的垃圾袋，卡车完成最多8条或10条线路就能装满。但是在郊区，一条线路就有很长，每条街道都长得一样。这个地方给了你相当糟糕的记忆。你将垃圾车倒入一条很短的死胡同，然后从胡同两侧到各个角落清扫垃圾，接着驾驶到另一个街区，倒入另一个和之前相同的死胡同，按你的方式到每个角落收集垃圾，那些垃圾看上去和在上个街道捡起来的一模一样。然后进入下一个街区，倒入你发誓绝对是一样的死胡同。你开始怀疑，是不是自己陷入了一个时间／空间漩涡，注定要在一个小街道上劳作，在同样的房子、同样的垃圾箱以及同样的垃圾堆面前，周而复始、直到永远。令人不安的是，当你和你的搭档抱怨这些时，他根本不理会你说的话。

在一长排豪华住宅前，你透过后视镜看到他随意地在一个塑料垃圾袋里筛选"芒果"（淘垃圾里的东西）——寻找拉低了他的工作速度，但是他乐在其中。然后你看到，他打开路边的邮箱朝里看。在另一栋房子前，他再次打开邮箱，在里面搜查，然后关上它。你才开始意识到，街道上的每个邮箱他都要打开朝里看看。

你跳下车。"你在干什么？"

他耸耸肩。"他们给我留了信。"

"……什么？"

"你知道。他们给我留了……信。"

在训练期间，检察官办公室的发言人虽然曾被嘘声撵了出去，但你和上百位新晋职员已经明白他清楚简明的观点了。如果一位环卫工在工作中收了任何形式的小费、贿赂、收买和其他的补偿——甚至是熟食店伙计的一杯咖啡或者漂亮姑娘的一瓶水——那么，这位环卫工就会丢掉饭碗。而且，如果一位环卫工收取任何形式的报酬，他的搭档没有接受任何报酬但知道其同伴的行为，那么后者必须实情举报，否则他也会被视为同样有罪。如果他还在试用期并被发现隐匿非法行为、不公诸于众，那么他将被开除。绝对的。

你和你的同学们都难以置信。

"你说我们不得不出卖我们的搭档？"教室后排一位员工问道，带着怀疑的语气。

"你必须遵守法律，你的搭档必须遵守法律，如果你知道你的搭档没有遵守法律，你必须举报他。"这个检察官伙计毫不松口，"如果你不举报他，你就会丢掉工作。"整个班级窃窃私语。

"那有没有'沉默的绿色城墙'呢？"有人叫嚷道。

那天在斯坦顿岛，像在地狱般挨家挨户地工作着，你看到你的"一日搭档"到处搜寻小费，想着本来只用几小时收集的垃圾现在要花多长时间才能弄完，回忆起训练时的另一个教义：不要以为老员工会提防新员工。

"你混蛋。"你心平气和地说。"你来开车。"

他只是朝你咧嘴一笑，爬上卡车。余下的路线，你只是默默地咒骂他然后把任务迎头赶上。

* * *

科利安德罗停止了叫喊，于是你转移注意力去穿戴衣物。是时候从一个平庸的笨蛋换装成环卫战士了。

纽约卫生局非常自豪地称自己为准军事化的组织（你特别喜欢有人称它"半军事化的"；你想象着你和你的同伴们脸上涂了迷彩、穿着都市迷彩服、戴着夜视镜潜进一堆堆垃圾，或者从直升机上跳下来，像挥动来福枪一样挥动你的扫帚）。你确信，卫生局是组装起来的最不像军队的军队，有哪个军队里的普通兵有强大的工会呢？但是当环卫工们为一次外出清洁穿上温文尔雅的衬衣和崭新的夹克——上帝保佑——一次卫生部的葬礼，他们看起来干净利落。穿着一流制服的长官也是这样——尽管他们不少人在升职远离街道后，小肚子都和他们的命运一样膨胀起来，严峻考验着夹克纽扣崩开的限度。

你检视着自己的指甲，并在储物柜门的镜子里瞅了一眼你的头发。仍然使你感到痛苦的是，卫生局现在连这些细节都要管，这一规定据说是卫生局总长开着车，停在一位戴满了耳环、鼻环、嘴环和眉环的环卫人身后（每次不同的人描述，穿孔的数量和位置都在增加）。他的整张脸和光头都印上了纹身（也许没有全部；在早先的版本中，他仅仅只在前臂上有一个纹身）。这个人的出现，不管是夸张的版本还是真实的版本，据说在之后一段时间里都让卫生局十分生气。因此，在2002年秋天，一套叫做"个人形象准则"的新规定在全城各个卫生部门出台。它明确指出，甚至用无以复加的细节规定你的指甲长度和整洁程度，还限制你的耳环选择和发型。

整个环卫队伍简直要疯了。长着长发、已在此工作数年的伙计突然被告知要剪掉头发、或者藏进帽子里，否则就辞职别干了。有纹身的员工感觉自己被冒犯了。想要成为环卫工的乡下渔民也竭力反对。胎记长在身上多年的伙计试图提起宗教歧视的诉讼。女人们不得不把让她们的首饰待在家中。

如果不那么惹人生气，整件事情将会很有趣。这不是纽约人跑出他们的屋子不让你捡他们的垃圾，只是因为你的帽子戴歪了。谁会去看你的指甲或者你的手指？当你走出卡车的一刻你就戴上了手套；见鬼了，许多伙计都戴着手套开车（方向盘相当脏）。除了你的靴子，手套是你最重要的装备。

弄清楚正确的组合着实花了你好一会儿。起初，你戴上像是从医院弄来的乳胶手套，然后在外面套上 50 美分一副的针织棉布手套，其手掌处还覆盖着一层蓝色或红色的橡胶。但是在乳胶手套里你的手出汗太严重，而棉手套又不能给予足够的保护，而且根本无法在雨天使用。一个潮湿的早晨，你戴上一副亮橘红色橡胶手套，许多人喜欢在阴天和雨天佩戴它；它让你的双手暖和而干燥，却让你很难牢牢抓住垃圾袋的提手。戴着这样的手套，你不止一次地伸手、抓取、拖拽，却发现握紧的拳头砸在自己的脸上。最后一次戴上它的那天，你给了自己一拳、把眼圈打得发青。这是因公受伤中最难为情的一种（还有另一种情况，当你的搭档笑得幅度太大以至于你觉得他可能会沾上身旁腐烂的蛆虫），它给你赢得了一个新的绰号：拳王。

值得走的路

环卫工人必须持有 B 级商用车驾驶执照（CDL）。这代表我们能够驾驶净重超过两万六千磅的单乘车辆。这个驾照没有 L 或 L2 条款的限制（也就是说我们必须知晓如何操作气闸），没有 K 条款的限制（这样我们可以在州以外的地方驾驶），而且它必须包含 N 条款的授权，这样我们才能驾驶油罐车或者装载液体的卡车（垃圾车在某些情形下能算作油罐车）。

　　比这些限制更重要的是，我们不得不驾驶喧吵而笨重的大型卡车穿过城市的交通，深入狭窄的街道，进入高速公路，横贯收费站点，跨越各式桥梁。对我们中的绝大部分来说，这意味着我们需要驾驶教程，这是卫生局提供的（费用从前几个月的薪水中扣除）。但是在上驾驶课程之前，我们需要拿到 CDL 执照，而要拿到它我们需要通过三门笔试。这意味着要学习纽约州的商用车驾驶手册，我把这项任务推迟了数周。当我和第一批新晋职员一起得到了一个春季 CDL 课程席位时，我不得不推迟到下一轮课程，因为我还没翻开那本手册。

　　当这本书最终在我面前打开时，我的无知尽显。我从一系列悬挂系统零件表和我不知道的汽车循环系统术语（例如，齿轮箱、扭力杆、电池帽）开始看起。我本来是可以在汽车底下观察它的各种系统构造的，那里有着令人不可思议的线路图，我可以知道一个弹簧片或 U 型螺栓是否错位了。汽车排气系统可能会缺失垂直板或支撑架：这就糟糕了。

　　这本手册确实有些直白的文字描述。在我驾驶卡车之前，我本应该去做一个"提前验车检查"，以确保所有零件（就是上面提到的零件目录）都运行良好。一次全面的检查需要我围着汽车转，即便此时我停车的街道上有迎面疾驰的车辆。这段文字很严肃："集中注意，不要被车撞到。"我在下面划了下划线。

　　这里也有让人安心的建议，用算命占卜的风格写道，"如果路的两边都被堵住了，转向右边也许是最好的"、"总要准备着基于你的计划展开行动。"计划好的行动意味着对危险有所预防，很多情况都是这样。这本手册告诉我，危险源包括孩童（我就知道！）、讲话的人（讲话的人怎么会危险？）、工作的人（所有工作的人都危险吗？）。冰激凌车有它自己的危险列表，上面附有警告语"卖冰激凌的人是危险的引子"（也许，"软心先生"——一个冰激凌车品牌——最终会被连续不断的叮当声逼疯，开始用香草和巧克力扭扭糖做成的糖果喷泉涂满整个车）。店员也是风险（毫无悬念）。困惑的司机、反应慢的司机、开得快的司机、受过伤的司机以及各种冲突都包含在这份危险列表中，他们制造出汽车司机混杂的十字路口大堵车场面，就像影片《启斯东警察》和《肮脏的哈里》中的镜头，这的确是危险。当我最终参加了资格考试并且全部通过时，我都觉得吃惊。

然而，这份工作仍然不是我力所能及的。

在准许我驾驭垃圾车为公众服务之前，纽约市需要确认我本人不会造成任何异样的危险或状况，于是就到了我接受体检的时刻了。体检诊所大楼所在的街道，原本是一条小溪，之后纽约最低调的运河之一——比佛斯·格兰奇汇入其中，因为当时纽约殖民地的好公民们不愿用粪便、排泄物玷污这条小溪。现在，它成为了穿越曼哈顿下区的一条短小单行的通道，高层办公楼向它投射了永久的阴影，使它显得更加促狭。

在诊所沉闷的等候区，荧光灯让每个人看起来都像有轻微的黄疸。直白地说，我们在那儿都是等待被检查的，我们即将面对的检查结果将决定我们不远的将来。如果任一环节出了差错，我们就将止步于此。如果通过了这一整套检查，市政就能确定，我们虽然有令人恼怒的个性，难以预测的未知自我，但对大众来说只是最小的威胁，我们有充足的体力来完成工作，我们向实际被聘用迈进了一步。

接下来的几个小时，我们填写表格、等候、在试管中呼吸、在量杯中小便，再填写表格，继续等候。我们检查了视力。我们躺在检测台上，身体连上心电图。然后我们填写更多表格。一位医生轻拍了我的膝盖，叫我下蹲，并伸展手臂去触碰脚趾。接着，我们被送往其他地方接受更多检查。我们中的一些人被捎带到布鲁克林让精神病医生查证心理稳定性，这对那些服用抗抑郁药物的人来说很必要；这群人中不乏许多资深的环卫工人。还是填表。我们漫步来到上城区抽血，再到东区接受听力测试。仍然还要填表，虽然是在另一个医生的办公室，这次是为照 X 射线。在这里面，一位护士看到我和其他纽约卫生局的竞聘者一同等候，轻声告诉我，等候乳腺 X 光检查的病人座位在另一边，在那个更安静的角落。当我告诉她这里就是我正确的等候区时，她一脸困惑。

最终我拿到了体检合格证，这意味着我将可以进入下面几轮的文书考核。这些考核被安排为几期，地点在卫生局 346 号大道的人事科办公室。[3] 麦金、米德和怀特大楼的优雅线条仍然醒目打眼，即便是那些低楼层已被建筑工棚包裹多年。金属探测器仔细检视着大厅，还有别具一格的楼梯间和教堂式的天花板，但是当我停下步伐欣赏着这大理石建筑的设计细节时，保安却咆哮着叫我向前走不要停。

我们在 10 层的一个小房间里等待指示，房间里布置着金属折叠椅和随处可见的荧光灯。一位脸色焦黄、头发油腻、看上去 30 岁左右的男士旁若无人地大声说，这份工作没有女人能长干。"当然，她们可以被聘用。"他宣称，"但是她们没法儿打破这一规律。她们中没有人能坚持干下去。"我就坐在他旁边，作为房间里唯一的女性，我不确定为什么他要这么说三道四。"那些从 1986 年起就从事这份职业的女人恐怕不会同意。"我轻声说。他没有回应。

我们很快就被当天的琐事分散了注意力，包括各种证明表。我们的物业账单、护照、社保卡、最近的学位证书都需要复印并证实，这些复印件会夹入我们的档案中。同时，我们要填写更多的文书。"只能使用圆珠笔。"一位穿戴优雅的女员工告诉我们，"用力写。这些表格是碳化的。"

当我们在过道上排队采集指纹时，另一位女员工拉住我们的双手并将每一只手指都按进一个墨盘，然后印在一叠小方块形的表上，这是我们花了一百美元才享受到的待遇（只能通过邮政汇票汇款）。这位指纹女的一切都是短促的——她的头发、她的身材、她的脾气。我深有同感——如果有 2000 名左右的应聘者进入这一环节，她就不得不管理 20000 个指纹——但是当她朝我叫唤着放松双手时我跳了起来。她拉住我的手，又冲我叫唤，继续拖拽，最后满是挫败地转过身来。"你们这些人是怎么回事？"她当着我的面大喊，"放松你的手！"

那天之后我们又回去了几次以完成更加错综复杂的文书填写。我纳闷或许沃根人已经占领了纽约。如果让他们去救自己的祖母，"签署政令要一式三份、寄过来、寄回去、问询、推翻、恢复、服从公共质询、再次推翻，最后在松软的碳土里掩埋三个月再作为点火器回收。"根据《银河系漫游指南》，沃根人是这个星球上最让人恐惧的怪物。[4]

但是，正当我估计我的质疑最终会在一个隐蔽的文件抽屉里夭折时，我收到一份通知，告诉我要上驾驶训练课。大视野、大天窗、大引擎在向我召唤。

* * *

"早上好！"一位四肢笨拙、穿着环卫工制服的男士打着招呼。莫·拉古萨可以成为高个儿版的米基·鲁尼。在一个用煤渣块砌成的教室里，他面向我们站着，教室焦黄的墙壁在荧光灯光线的照射下显得更加昏黄。当我们喃喃自语，有气无力地回复他时，他厌恶地看了我们一眼。

这是早夏一个柔和的早晨，刚刚过 6 点。整个班里 77 名男士和 2 名女士按照名字首字母顺序坐成几排，每排 9 张桌子，大家不约而同地显得困倦又焦虑。如果是坐在一个有窗的房间，也许我们会感到牙买加海湾吹来的微风。当我们外出时，我们可以透过一片水域看到肯尼迪机场，那里飞机整天不间断地起落。

弗洛伊德·本内特场基地曾经就是一个机场所在地。尽管混凝土跑道开裂了，甚至有些地方杂草丛生，空旷的直线跑道和宽敞的训练场仍旧是卫生局学员们尝试驾驭各种重型器械的绝佳场所。[5]在作为机场之前，这片土地曾是巴伦岛的一部分。巴伦岛是世界上最大的加工厂聚集地，在这里，马和家禽的残骸将被加工为各种商品。纽约环卫局的训练中心就坐落在这里，以前另一个时代的工人们也是在此处理城市垃圾的，二者不谋而合。

"我们再试一次。"莫说道，然后吼了另一声，更加精神饱满地，"早上好！"我们大声回应了他，于是他笑了。"你们紧张吗？"他煞有介事地问。"好的！我也紧张。我从未在一个房间里见到这么多丑陋的人。"我们无力地笑了笑。

卫生局有一个团队，其人员被指派从事安全与培训工作，莫作为一个 40 岁左右的环卫工人，同时为我们教授 B 级和 A 级的商业驾驶执照课程，还教授清障车课程（清障车是一种牵引卡车，学习操作它的内容包括用它进行倾倒以及调整垃圾回收车的位置）、铲雪教程和如何使用机械扫帚。每一位"安全与培训"教员都是经过精挑细选的；在任何人选被考量进入教员名单之前，都需要了解他是否在工作中具有一定的耐心和明确的工作意图。

由于莫是一名教员，因此我认为他很擅长其本职工作，但这并不是全部的真相。事实是：莫·拉古萨是我所见过的课堂上最优秀的两三个老师中的一个，不论学科，也不论场合。他有着毫不松懈的精力。他总是很仔细地倾听。莫在一群没有时间观念的纽约人中劝导、训斥和告诫。"我不会宠溺你们其中的任何一个人。"他警告道。"如果各位以为我会放水，死了这条心吧。"他的反光太阳镜和些许虚张声势让我们觉得，他就是我们的巴顿将军，见到他仅仅数小时，我们竟愿意追随他去任何地方。我们害怕他的注视却又追寻他的目光。我们想要取悦他。我们主动回答他的问题，即便我们知道，至少在这周的开始几天我的答案会是错误的。"这个回答真糟糕"是他的标准回复。但是之后，当我们在训练场上给轮胎充气或松开我们的空气刹车时，他会轻轻捏我们的肩膀，轻声安慰我们，那些错误已经教会全班同学不要重蹈覆辙，在同样的问题上再次弄砸。

我们在垃圾车上训练，它被称作"削减车"，并不是垃圾回收车——据传，车辆管理局的审查员无法忍受垃圾回收车到处穿行——并且，我们只有一周时间来学习驾驶它。我们必须知晓行前需要核查的所有零件，包括车灯、反射器、刹车以及镜子、镜子、镜子。"把我的镜子拿走。"莫说，"我开不了那辆车。"当我们真的驾驶时，我们必须学习怎样在拥挤的高速公路和急促的转角间挪动这感觉大到不可思议的车辆，但每一项独立的技能都被分解为一个个谨小慎微的步伐。当倒车时，我们被告知，就是让轮子与地面保持平行。"信任你的双手。"莫说，"只需要一点推和拉，比做披萨饼容易。"在高速公路上，这里就是你将公路路线和你的挡风玻璃联系在一起的地方。如果你看到白色的虚线从你后方溜过你的左后轮，那么你就倒车成功了。偶尔有一些发音拙劣的词语从他嘴里蹦出来——"nomenclature（命名法）"变成了"normal culture（普通文化）"——但这并没有削减这门课程的精准度。

我为自己感到难过，因为我缺乏那种我认为男性天生具备的对引擎和发动机的直觉感知（别担心，我知道自己这种想法有多可笑），特别是当我意识到我周围全是在纽约市长大的年轻男女时。他们什么时候才需要驾驶呢？正在我紧张地操纵一辆卡车时，驾驶本身对我来说并不陌生——但是我年轻同事中的许多人，甚至他们20岁左右，就在拿到商用驾驶执照仅仅一周后，才拿到了经常驾驶人执照。驾驶任何车辆对他们来说都是完全陌生的，我的紧张不安与他们的相比根本不算什么。

商用驾驶执照培训结束后的一周左右，我在弗洛伊德·本内特基地遇到了我那时的七位同学。

我们挤进一辆纽约卫生局的货车里，我们的两位教员开车带我们去布朗克斯区参加路考。安全与培训部的官员们自夸，环卫局商用驾驶执照（CDL）的通过率超过了任何一家私营公司。他们说，因为成绩太好，以至于纽约其他公职部门需要CDL培训的雇员都跑来纽约卫生局上课。但自夸吹嘘的底气是随着每轮路考起伏波动的。如果我们通过了，教员们就会高兴，我们也就跨越了自己与工作的最后一道障碍。如果我们中任何一位通过失败，那么所有的教员都会被痛骂，这名准新晋雇员也会当即被踢出局，即便这份工作已经唾手可得。卫生局教我们驾驶卡车并将我们送去路考，但是通不过路考责任自负。首次路考失败者可以和私营公司一起上更多驾驶课，择日再参加路考，如果这次他通过了，他就重获了工作机会，但是他必须为额外的培训和第二次路考做好个人安排。

我们到达了布朗克斯区，一上午都在候场，直到一位严肃的车辆管理局（DMV）审查员叫我们每一个人分别和他进入卫生局的"削减车"。大家一个接一个地消失在那个等候的角落，我们的表情紧张起来。一个接一个地，半晌后我们又在此出现，看上去放松多了，因为我们通过路考了。到了下午早些时候，我们几乎所有人都结束了路考，大家欢呼雀跃。就在这时，我们注意到街对面的一阵骚动。一位年轻女性站在路边啜泣，一位年轻男士在她旁边前后踱着步，两位车辆管理局的审查员在离他们稍远的地方轻声交谈。

我们的一位教员离开了一小会儿，然后回来告诉了我们这个故事。那位年轻男士已经参加了卫生局的商用驾驶执照培训，但没通过路考。他在一个私营公司接受了更多的驾驶课程，今天回来是参加第二次路考的，但是又失败了。毫无疑问，这令人沮丧，但也算不上一场灾难——直到他给车辆管理局审查员递了一张挺阔的百元美钞来捏造成绩。这是一个很大的错误。他失去了考取 CDL 的机会，更糟糕的是，他的经常驾驶人执照现在也被吊销了，而且面临着刑事诉讼。

那哭泣的女人是他的新婚妻子。他自己看起来也怒不可遏。我疑虑到底是怎样的情况迫使他做出如此愚蠢的选择，但是我知道，当我和我的同学们通过路考、让卫生局的大门最终为我们打开时，我们就进入了一个特别的环境，而纽约或美国其他地方的工人进入这一环境的机会就越来越少。我们的工资，尽管一开始很微薄，但相对稳定。我们拥有福利、养老金，还有一个有实权的工会。我们毕生被灌输的那种中产阶级的生活、那个我们曾经的目标现在突然有了成为现实的可能。

我怎么也不明白，为何那位年轻男子觉得行贿是一个好主意，但我理解为什么他的妻子在哭泣。

碰碰车

当路考数月后我最终被通知开始工作时，我重回弗洛伊德·本内特基地，加入了一百二十多名新晋员工组成的三周培训班。早在我们培训的第一天，莫·拉古萨一往教室探出他的头，迎接他的是不约而同的、齐刷刷的掌声和"莫！莫！莫！"的欢呼声。我们在课间休息、在午饭时间找到他，向他咨询我们应该尝试进驻哪个垃圾场，应该着眼于哪些任务，哪位长官需要劝解安抚、用怎样的辩解和理由。莫是一位天生具有人格魅力的领导者。他一开始任职时，被分配到卫生局的机械扫帚工岗位。换句话说，莫就是个扫帚工。

知道这个时，我十分惊诧。据那些青睐在垃圾车上工作的人们说，扫帚工并不聪明。哪个环卫工会做那样一份费力不讨好的工作，谁不想赚垃圾车的钱呢？扫帚工们怎么能完全了解清洁工作的呢？这份工作的核心是在街道上干粗活，扫帚工开着车在街道上穿行，而没有亲手清理街头。。

扫帚工们对这些质疑一笑而过。他们喜欢指出，这被称作"垃圾清洁与回收局"的单位——请注意清洁与回收哪个在前呢？他们辩称，他们在垃圾车上工作的兄弟们才不真正了解这份工作，他们也并不十分聪明。他们直指，开垃圾车和操控扫帚车，哪个更难呢？

开垃圾车的说，扫地的工作是给娘儿们的，因为女人多数了解扫地的路线而不是垃圾收集的路线，真男人不会去做扫帚工。驳斥这一论断的是许多具有男子气概、称职而又乐于清扫的男人们。

开垃圾车的说，相比之下更多的长官之前都是拿扫帚的，这证明了（好像需要更多证据）长官根本对这份工作狗屁不懂。

与此相反，反对这一观点的扫帚工们认为，更多数量的扫帚工同事进入长官阶层恰恰证实了最初的声音，即扫帚工更聪明。

而我想的是垃圾车，想的是举起分配给我的 10 吨、13 吨或 18 吨垃圾的挑战（取决于垃圾场垃圾的目标重量和当时的各种情况）。我很健康，但我对自己从垃圾车上倾倒垃圾需要的体力和耐力信心不足。我私下里想要得到一份扫帚工的工作。我几乎认识在垃圾车上工作的所有人，所以我也理解他们笃信没有自尊心强的环卫工会申请做扫帚工。

然而，莫就是扫帚工。这一点改变了一切。

* * *

发明一种有效的机械扫帚对市政环卫事业来说就是一个终极梦想。这一可以追溯到 19 世纪的专利展现了一个精巧的新装置，虽然以现代人的眼光来看它很奇特，但它提供了一种解决街道污秽难题的有创意和可操作的方法。在那个时代，这样的发明也被视为失业的征兆。当 1863 年夏"征兵暴乱"在纽约爆发时，四天之间私刑、谋杀和破坏在城市肆虐，这是由一些因素驱动的，其中一个很小的动因便是纽约市意图用机器扫帚来替代手拿扫帚的清洁工。现如今，手持扫帚的工人在纽约卫生局的工作中仍然占有一席之地，而且可以肯定的是，有一些任务是无法用其他工具替代完成的，但是机械扫帚仍然是满足一系列需求的解决途径。

扫帚车驾驶室入口位于前置保险杠三个阶梯之上的位置。它唯一的门设在乘客一侧，从前往后拉开。在扫帚车里驾驶的感觉就像是在高版的大众甲壳虫车里，还是那种老型号的，带有私人的后置软座驾驶室，发动机发出类似的咔嚓杂音，还时不时东倒西歪。政府限速最高为每小时 35 英里，但是即便是以这么危险的速度行驶，在湿滑街道上急刹车时扫帚车也能干净利落地停下来，像鱼尾一样只稍微震动一下。

纽约的扫帚车，是由约翰斯顿清扫公司制造的，采用三辊式刷洗机械装置。其中两个分别安设在左舷与右舷，叫作舷侧扫帚，是一个布满鬃毛的、披萨盘大小并按一定角度摆放的圆盘。它们转出舷外进行清扫，时而单舷作业，时而双舷配合作业，停止工作时它们则在底盘下隆起，就像耸肩时肩膀定住那样。它们负责将扫帚车两侧的垃圾规整到扫帚车的底盘下方，然后随着不同的车辆转速、不同规模的压力旋转，视当时的行驶条件和操作者的技术而调整。

曾几何时，这些渣滓废物遭遇到的是提取式扫帚，一种超大的、质地粗糙的滚筒粘刷。舷侧扫帚上的垃圾被提取式扫帚携带到移动台阶上，又叫"空中迁移"，即以一定的角度悬挂在一组弧形的传送带上。这种"空中迁移"将垃圾投送到装箱机，装箱机恰好置于垃圾车后部，能容下一吨左右的垃圾。整个过程由喷水器协助完成，喷水器在垃圾车前轻轻喷水，打湿灰尘和垃圾，从而可以理想地使整个清扫更加有效率。

舷侧扫帚的鬃毛固定在四个圆形的组件上（实际上，鬃毛并不叫鬃毛，而叫"组件"）。真的鬃毛是自带频率的，不同的频率取决于它被使用时的压力和角度，以及所清扫街道的状况。将它们分成可以互相拆卸的部件能让修理工只替换磨坏了的地方，而不是丢弃整个部分。当舷侧扫帚保持平衡，在刹车灯下摇摆的扫帚就会在柏油马路上留下痕迹，看上去仿佛有人画了一对逼真的弯月，每个大概有一张美元的宽度。

扫帚车在城市的街道上司空见惯，但它们在大型活动后的清扫工作中作用重大，比如新年前夜纽约时代广场的"落球"活动。活动的企业赞助商们希望在场的狂欢者手里心里都是自己的宣传单。这些狂欢者早在午夜前的几小时就策略性的在广场聚集，他们本身乐于在球落之后随手把这些纸片单子留在街道上。

在过去，纽约城的街角商贩会售卖彩带、喇叭和类似的小玩意儿。而现在，这些包装精美、色彩明艳的小玩意儿会被成百上千的人分发给聚拢的人群。穿一袭红色连身衣的纽约时报商业促进区工作人员分发帽子、长围巾、啦啦球和特制眼镜（具有观赏纽约时代广场灯光的特殊光学效果），每一个小玩意儿都有着不同的企业赞助商。其他赞助商则向聚集的人群抛洒一批批的五彩纸屑；有时这些纸片中还掺杂着金属的红色小卡片，上面印着应景的词语（希望！和平！快乐！）。

最近的除夕夜清扫依赖两组人马的环卫计划，这是大型公共活动结束后的惯常策略。一支来自南边的小分队在午夜一小时后向时代广场进发，这是一支松散的队列，由机械扫帚、垃圾收集车、长官随行汽车和一辆白色公交车组成，车里载着所有分配到手持扫帚和背包式排风机的人。另一支队伍携带同样的装备从北边出发。

在时代广场附近的第七大道，街角挤满了密密麻麻的人，他们疲惫地瞥向我们，仿佛我们在遥远的地方似的。他们已经占有这条街好几个小时了，并不急于让渡这种控制权。我们开向前方，碾压着地上的垃圾袋、废纸杯、纸牌和瓶子。这些瓶子倒让我为难了。当瓶子被舷侧扫帚带着呼呼直转却没被提取式扫帚收住时，它们会从垃圾车底下弹飞出去，以相当快的速度冲向路边。一种叫"灰尘鞋履"的长条带平行地绑在垃圾车身上，作为栅栏防止类似的潜在抛射物，但是并非所有的瓶子都能被控制住。当我们越来越靠近人群最拥挤的角落，垃圾车的噪音也越来越难被忽略，人们再次把脸朝向我们观望，但他们看起来稍显恍惚，漠不关心。或许就算真的被飞射的瓶子击中，他们也会因为太过放松惬意而未察觉。

时代广场被诩为"世界的十字路口"，是纽约自夸的一个典型例子。真正的十字路口是百老汇大街和第七大道的交叉路口。前者南北纵贯整个百老汇，与第七大道在第44街区相交。结果形成了一对三角地带，人称"蝴蝶结"，其南边是第44街区，北边是第48街区。这是除夕夜活动的核心区域，也是我们花费最多时间的地方。

"蝴蝶结"地带沐浴在数十块梦幻般的广告牌投射的白色光亮下，这些广告牌装饰着这片城区，把街道照得如同白昼般明亮。常规霓虹灯的喧嚣流光与安装在可拆卸高柱上的灯光组交相辉映，灯光组散射的光芒投向临时舞台，舞台上循环乐队咆哮着击打乐器。在第44街区和百老汇大街，相传一时的新闻在路透社金黄的拉锁式显示屏上滚动着，屏幕下方绿色字体的体育比赛比分不停更新着。空气中弥漫着一股雪茄的气味。

皱巴巴的彩带、废纸袋、塑料袋、塑料瓶、印有时令词汇的闪亮红色卡片，都汇合在彩纸屑中，散落在街道上，多得能没过脚踝。阵阵疾风卷起漂移的彩纸漩涡，散落在周围的房顶和窗台上，地铁隔栅飞快移动的空气在地上瞬间制造出彩纸龙卷风。一组黑白相间的气球姗姗来迟，从一座写字楼缓缓升起。一群群警察站在街角。像类似时代广场落球这样的活动，其紧张不安的背景情境总是显而易见的，但是由于这只是清扫街道，警察显得格外放松。其中一名警察径自站在远处练习挥舞他的警棍，并没有被人觉察。

新式扫帚机的操作员们倒是很容易被发现。他们的舷侧扫帚在人行道上前行，也很快缠绕上了色彩缤纷的外衣，扫帚的每个枝杈像旧牙刷一样完全舒展开。他们开得太快了，恨不得一下子扫干净一大片，由于扫帚机的镖叶缠上了彩带和塑料袋，引擎坚实的扑通声很快变为不太稳定的节奏。扫帚机操作员打开漏斗，清理堵塞物，扯出废气球和拉拉彩球。有经验的操作员以更慢的速度挪动，轻轻滑动，不时翻转一点垃圾。他们的扫帚最终也会堵塞——巨大的垃圾数量不可避免的造成堵塞——只是堵的速度不那么快，程度也没那么彻底。

一场毛毛细雨让这工作变得稍微容易一点儿，但是在凌晨三点半骤变为瓢泼大雨，情况急转直下，垃圾被黏糊糊的粘在人行道上。我们这些拿手持扫帚的几乎只能在经过的时候刮一下垃圾；而携带背包式排风机的人则干得更好。排风机是一种像割草机那样使用牵拉式发动机的笨拙机器，喷出难闻的汽油味，发出巨大的噪音。然而，排风机的喷嘴很快成为唯一能将垃圾从人行道挪向街道的工具了。

然而，这里的进展戛然而止。机械扫帚把湿垃圾搅拌成一堆厚厚的半流质体，上面被早碎成糊状的红色金属卡片染成了粉红色。这看上去好像是掺了粉红色止吐糖浆的燕麦粥。机械扫帚可清理不了燕麦粥。拿着手持工具的清扫工把它扫进水槽里，然而机械扫帚滚动而过，又将这垃圾捎带回人行道。手动清扫的人和排风机合作将其再次推入水槽；而机械扫帚还是将垃圾溅泼回来。纵观整个时代广场，机械扫帚和清洁工们都经历着同一粉红液体的交替喷射。街上清洁工们的靴子、裤腿和上衣底边看着就好像被画家杰克逊·波洛克当作画布来实验一样。我们的设备适应不了这种环境状况，也缺乏大型排水泵，我实在不确定什么设备可以有效使用了。

第二天，负责组织我们工作的组长遭到上级的严厉批评，原因是直到午夜尽头街道两边还没有完全清理干净，而新年早上七点开始轮班的那批人不得不把剩下的"蝴蝶结"区域清理完毕。然而，我目睹了夜班全员都尽了自己最大的努力。如果领导要生气，我想，他们也应该因为下雨而生气，或者因为舞台和运来移走舞台的牵引拖车令我们很晚仍离路边老远而生气，或者因为任何人都没预料到有这么多五彩纸屑和垃圾而生气，或者因为雨将所有垃圾都和成糊状而生气，或者因为这黏糊就像胶水而生气。我有提过吗？机械扫帚可清理不了胶水。

* * *

为了学习机械扫帚的细微差别及其路线的细枝末节，新的扫帚工由经验丰富的操作者带着训练。好的操作者对其服务街区的熟悉程度就像一位市长熟悉他的城市一样。我大部分时间和帕特·汉密尔顿一起训练，她是一位安静优雅的女士，自1990年起就在此工作，从布朗克斯区6A扫帚仓库开始干起。她并没有要求，可是几乎所有人都称呼她为汉密尔顿小姐。她身上有一种庄严感，一种沉静安详的气质。同时，我又很快发现，她是一位优秀的老师。

直到我到6A，我才了解扫帚工与他们的车之间有着比一般垃圾工与垃圾卡车更加复杂的关系。当一位垃圾工在六点到两点的班一开始开出垃圾车，之后就是装垃圾，或许卸垃圾，然后把车开回车库，在那里加油、停车。如果垃圾工真的要将车开上路，他应该先预验车（也就是给它来个迅速检查），查看轮胎、刹车、车灯、反视镜和油量表。如果他没有预验车，出现了问题，而事故通过预验车完全能够发现并且避免，那么他很有可能遭遇麻烦。一位从皇后区以东边远地带的车库到新泽西垃圾场的垃圾工——车程太长，一个八小时的排班只能往返两次——在出发前没有查看油量（或其他项目）。他的发动机早上凌晨在新泽西收费高速公路上卡住了。救援人员花了很长时间，卡车发动机不得不全部重修。由于在离开车库前，垃圾工没有注意到卡车少油——他本该检修这个——他因为毁坏设备而受到责难，也因为没有完成工作受到责难。

当卡车装满油、停好位，驾驶它的垃圾工就能随之装好垃圾或卸掉垃圾了。卡车会进行定期保养，每隔两周，机械师会确认空气制动器状态完好，液压轴承功能正常，润滑点都抹上

润滑液，发动机运行顺畅，但是卡车只有被清洁后机械师才会
碰它。被派到车库的垃圾工时常将洗涤粉洒向卡车内外，然后
撒上 180 华氏度的水与肥皂的混合液。电动清洗器上一边是一
支长剑般的管子，另一边是一个钟形的管子，电动清洁器没有
消防水龙带的动力，但是从里面喷出来的水更集中，水也热得
多，仿佛一种水做成的轻量级军刀。一名好的车库清洁工会全
面彻底地利用电动清洁器，甚至爬进清洁卡车车身内部去清理
四壁和死角。但是驾驶清洁卡车的环卫工人压根不关心电动清
洗洗得是否彻底，而电动清洗的操作工也并不关心卡车是怎么
开的。

　　扫帚工与扫帚的互动则更加密切。对于初学者来说，他不
能跳过预先验车这一环，因为有许多部件可能甚至经常失灵。
他必须确认它们常态运行，即发动机和起重机油箱要加满，送
料斗要抬起，刹车要抓地，刹车灯要亮起来。但是，他也必须
确保左右两边的舷侧扫帚垂下、向外摇摆、旋转、停止、向内
摇摆、缩回、升起这一系列动作。她也必须保证拾取扫帚（pick-
up broom）垂下、旋转和缩回。在扫帚车驾驶室里，她必须知
道如何看懂和调整一整排仪表。仪表盘里有许多刻度盘和开关，
以至于当我第一次坐在扫帚车里，我感觉仿佛身在一个行驶非
常缓慢的小型飞机驾驶舱里。

　　他必须确保扫帚车后面配有警示三角牌和危险警告灯，车
顶部配有黄色的闪光灯。他必须配备工具——一把手持扫帚、
一把铁铲、一把消火栓钥匙和一根水管是必备的；有经验的操
作者还会带上一把小刀和一块抹布。如果扫帚车正好冬天有供

暖、夏天有空调，那就太棒了，但是你不能因为扫帚车缺少其中任何一项就让它停工。如果扫帚车没有这些设备，操作者可以在车开动的时候打开窗户，但据我所知，没有一个人愿意这样做，即便仅仅是来回走同一线路。扫帚车积聚起来的灰尘与那些被扫帚工送上空的灰尘互为补充。就算门窗紧闭，扫帚车车厢里也总是尘土飞扬。

一个扫帚车停车场要为许多地区提供服务，因此当扫帚车在路上行驶时，扫帚工必须比分配到普通停车场的清洁工熟悉更多街道。在任意一天里，扫帚车操作者都将会被分到截然不同的街区地段，他必须十分清楚道路，因为他的路线是精确计时的。当"道路清洁规章"严禁车辆停在某一街道时，他必须及时到达这里作为监视车辆的窗口，但禁令至多只有半小时，等到街道上的车辆都被清空了，他就得退至路边开始清扫工作。如果他动作不麻利，特别是在商业街上，这一整天就会白费；车辆会重新回到路边，将垃圾碾压在轮胎下。

当我们在一起时，汉密尔顿小姐容忍我紧挨着她坐在扫帚车狭小车厢的折叠椅上，并且耐心地教我怎样从扫帚车停车场去往我们每天工作的路线。尽管她骄傲于完成好自己的本职工作，特别是当她的扫帚车以最好的状态嗡嗡运行时，但她仍然将维护状态不那么好的扫帚车开出来用作教学，教我怎样梳理卡住的测量仪使其重新正常使用，同时教我如何将不顺溜的排水扫帚调整到最适合某一街区或天气状况的位置。比如，马力十足的排水扫帚仍扫不动雨后路边聚集的厚重泥土，最好是用稍轻的力度反复扫几次。她向我展示了扫帚车上前后镜位置的最佳角度，这样我就能知道扫帚车的每个部件都处在街道恰当的位置，而没有踏在路牙子上。

她也告诉我机械扫帚很娇气。它们拎不起任何重物，比如砖头、石头，也拎不起体积大的东西，比如木材或纸箱。排水扫帚和提取扫帚会混淆不同的布料。衣架、电线、警示带、长塑料袋、游行横幅、坏伞、绳索、粗线以及脱轴的盒式磁带能瞬间弄坏一把机械扫帚。当操作员看到这些障碍物，她就应该停下来，走出车厢，用手拾起这些垃圾，再扔到扫帚车的漏斗里。数以千万计的问题垃圾进入了扫帚车的内部，不幸的是，就是在这里它们惹出了麻烦。

有时候并不是垃圾给扫帚带来麻烦，而是扫帚制造了一个更大的麻烦空间。特别是在干燥的冬天，天气冷得没法填满水箱时，扫帚搅起的灰尘比扫掉的灰尘还多。我开着自己的扫帚车，紧跟在汉密尔顿小姐后面，我们穿过一个街道，街道上有一条垃圾狭道挨着紧急停车带。尽管她在我前面不到100码，但一阵浓密的灰尘，很快使她在我视线里完全模糊不清了。我有点期望当尘土散去，她和她的扫帚车就消失不见了，就像黑暗童话里那样。

而我自己，最喜欢开着扫帚车到布满灰尘却不停车的商业街道上。如果换边停车的规定奏效，路边没有车，那么这点儿垃圾就像是电子游戏里的目标，将迅速被清理。我调整了排水扫帚的速度和力度，确保我没有踏在马路牙子上或施加太大的压力。如果路边没有停车，我就采用一种叫做"狙击"的手段：扫帚以灵活的弧度在清扫车周围移动，离马路牙子越近越好。

这就有点儿像华尔兹。不管街区里空无一车或需要被"狙击"，只要扫帚车能从街面的一端移动到另一端，连一张纸巾、一个纸杯都不留下，我就会非常开心。

一旦路线被清扫，垃圾被清倒，350美元罚款签单完毕（根据纽约市政府规定，在大雪停止后4小时内——若遇超大雪或半夜，可稍微延后些许时间——必须将自家或商店前走道积雪铲除或清除干净，否则清洁局可开处罚单，视情节轻重，首犯可罚100至150美元，累犯可罚350美元），就到了该清洗垃圾车的时候了。

当我意识到清洗扫帚是一天劳动的必经环节时，我以为这只是把融雪的工业盐和淤泥从车轮和排水扫帚上弄下来的一种象征性的动作，一种为使清洁人员而不闲散而分派的工作，最多只占用几分钟的时间。当我在弗洛伊德·班尼特清洁场训练时，教练展示了彻底清扫的最好技术，但是当时我猜想弗洛伊德·班尼特的此类技术大概是为了反映理想的情况，而不是真正的实践。然而在清洁场上，当我帮助同事清洁扫帚时，我发现其实这很耗费时间，而且需要一丝不苟、集中注意力，而我认为我的同事们则加倍小心，因为我始终落后于人。我期待学习真正的清洁方法，只有内行人才懂得的秘诀和知识，让我能够更快一点回到垃圾场完成我一天的工作。

但是那时，我不得不开始第一次清扫我的扫帚。我紧跟着另一个扫帚工布莱恩。当我们倾倒完下午的垃圾离开垃圾场时，布莱恩承诺要给我展示两样新玩意儿。第一个，他警告说是违反规定的，但很实用，如果能做到且不会被抓包，就能避免头痛。

他带着我走向一条崎岖不平的街道，路面由柏油和砂砾铺就。显然这种路况已经持续一段时间了。路边立着破旧的高栏杆，几家汽车修理厂依次排开。当我们走过街区的一半时，我听到布莱恩的"提取扫帚"低沉地嗡嗡作响，过了一会儿，就看到街道上一大长条被碾压过的垃圾出现在他身后。我之前只看过扫帚将杂物扫起，灰尘在半空旋转的场面，却并不知道扫帚也能分解和排出垃圾。

后来他向我解释，清洁"提取扫帚"最简单的办法就是在粗糙的路面上让它反向运转。这和反向刮毛刷上的细毛是一个道理。当然问题就是，扫帚会在街道中间留下一堆渣滓。理想的情况是，我们回过头去再把它清扫干净，可由于它是提取扫帚在第一轮清扫中抓取的，所以很有可能会再次被提取扫帚抓取。秘诀是找一个超难清洁干净的街道，比如一段磨损严重且邻里街坊都不太注意的柏油路。扫帚操作者时刻留意是否有这样的街区，以备策略性地利用它——即如果可能的话，从不连续两天甚至不要一周两次对街区路段进行这项工作。

在把街道当作粗锉刀用过以后，布莱恩拐了个弯，走向街区尽头，然后掉头，在消防栓前停下车，这就是他下午向我展示的第二项经验。他带着我前往他最喜欢的地方进行清洗工作。他说，没有其他人用过这个地方，这意味着在这个水龙头这里他从来就无需排队等候。

布莱恩倾斜着扫帚——想象一下当你脚踏厨房垃圾桶底座的踏板时，桶盖就打开了——然后，在拨动垃圾阶梯（将垃圾等杂物从街道移至垃圾车漏斗的阶梯）按钮前，用他的小刀清理塑料彩纸和一段段脱轴的盒式磁带。他拧开消防栓的消防管，用消防栓钥匙顶住消防盖，打开水管。在一阵拖拽后，水花喷射，水管膨胀拉紧，水流从水龙头里喷薄而出。这股冲击力与洪水从水管褶皱的缝隙喷泄而出、形成大洞的力量相差无二。

布莱恩解释说，他要去清洗他的扫帚车，并等着我清理完我的。我以为，既然他已经带我见了他的秘密消防水栓，现在他会向我展示清洗的真正捷径吧。

他从顶部开始，砂砾顺着水流像瀑布似地倾泻而下。然后他转向机器内部，将水管对准传送带后的墙面高处，来溶解令人赫然的一层厚土。当他将水管瞄准传送带时，带子逐渐从污秽的黑色转为荧光的蓝绿色，就像鱼鳞在阳光下闪闪发亮。当他多次将水冲向每层阶梯时，阶梯上升降落之间泥浆飞溅，水流敲击在提取扫帚上。

他敏捷而高效，但将阶梯及其他部件上的杂物扫除掉，将所有泥土清洗掉，将凝固的泥浆从机器两边的润滑点上剥落掉，仍然要花上好一会儿。我一直心心念念翘首以盼的神秘扫帚车清洗捷径并不存在。清洗扫帚车的确是耗费时间。

当轮到我时，我们关上水龙头，好让布莱恩倒退出扫帚车，腾出位置，然后我将我的扫帚车移到清洗处，倾斜车漏斗。到此刻，软管里漏出的水已经积成了一个深及脚踝的小水池，无法回避。布莱恩再次旋转钥匙，软管恢复了生机，惊得我向后退了好几步。我惊讶于它的重力与活力，就像是一条扭动的巨蟒缠绕在我的手上。当我把软管对准阶梯冲洗，引得灰尘漫天飘散的时候，我真切地感受到这种力量。在一束微茫的光线划过传送带的瞬间，传送带漂亮的蓝绿色顿时吸引了我的眼球。清洗扫帚车的杂活儿虽然是个麻烦，但它也有意想不到的快乐。

除了我清洗的目标变成了原本不应该的那样。当我调节软管，将水喷向传送带顶部，一个藏污纳垢的角落时，我的工作就基本结束了。可我朝着扫帚车车厢后部浇了一大波水，水流冲向了街道。我没有注意到一位为了避开我们在人行道上制造的无法通行的小池塘，而绕行走向街道的女士。水从我的软管里径直冲向她。

她尖叫一声。我赶紧拉回软管，布莱恩则冲向消防栓关上水阀，我回过身跑向扫帚车前面。女孩大概二十出头，浑身湿透了。她看上去也目瞪口呆。我忙不迭地向她道歉。她看向我，缓慢地摇着湿淋淋的头发。我更卖力地向她道歉，提出给她拿一条毛巾（然后转念一想又改变了注意，因为我在扫帚车上能找到的任何东西可能都沾满污迹），又提出打电话寻求帮助，提出让她穿上我的外套。她没有说话，只是一直摇头。然后，她说她想去街区另一边的商店去烘干衣服。尽管这是个冷天，她穿得并不暖和，而现在她全身湿透了。我感觉糟糕极了。

我也小心翼翼的。如果她多个心眼，就能注意到我的扫帚车号码和绣在我运动衫上的名字。她应该问我是从哪个车库出来的。她应该拨打311（纽约市民热线：纽约市民遇到任何情况都可以拨打311电话，提出任何问题——垃圾怎么分类、下雪天学校何时停课、纽约是否遭受另一次恐怖袭击，他们也可以投诉任何事情——路面有坑、街灯坏了、邻居开派对太吵、某餐馆卫生条件不达标……），甚至拨打垃圾车车库的电话、辖区的电话、市中心的电话。她有充分的权利大发雷霆，使我陷入大麻烦。

当她打开商店的门时，我想我看到她犹豫了一下，可想而知我对她的打击有多大。布莱恩建议我们赶快离开。很快，他归置好软管。我的扫帚车并没有完全清洗干净，但我们认为它已经足够干净了。当我们回到车库，我们俩都没有提及今天的遭遇。

提起斗志

专业知识领域通常以词组、缩略语和行话为标志，经过时间的演变，形成了一种在口语上集中表达复杂细节的方式。市民们常常吃惊地发现纽约环卫局也并不例外。第一次参观环卫局车库的访客很可能听到几乎无法理解的对话。想要更全面地了解纽约环卫局的生活和工作方式，熟悉这种语言会有很大的帮助。这里有一个快速学习的案例。

环卫工：57号在哪里？

区域主管：撤销。

环卫工：已经撤销了？得了吧，老大。你不会真的想搞我吧，真的？昨天我给你装了好一车垃圾，倒了之后，又回头去找。你知道我总能搞定，我总能找到足斤足两的。我绝不是懒鬼！

区域主管：你干多久了？

环卫工：这周有 16 个小时。

区域主管：那我为什么要跟你解释？你们正在退步。我知道你总能搞定，但我有命令。我不是想让你上火箭，但我得给自己擦屁股！

环卫工：那好。再也不载满、不倾倒、不返回去找。或者我扔个纸片[6]怎么样。

区域主管：那我就得做出比把你点燃更可怕的事儿。

环卫工：那我能签单吗？

区域主管：你拿着 350 了吗？

环卫工：我在想你也许会让我去翻斗车上工作。可你知道我是称职的扫帚工，对吗？

区域主管：你不想挣卡车钱啦？

环卫工：你知道如果我想的话我会的。在翻斗车上，我会精神崩溃的。

区域主管：如果你是自愿的就不会的。何况，我认为你是想靠双手工作的。

环卫工：去你的！

* * *

区域主管与环卫工在行使不同形式的权力。主管或工头只能在正式轮班一开始撤销或关闭签到表，通常环卫工们只有几分钟的宽限期。由于按时精准的撤销动作，长官要严格按章办事，但现在他让一项常规任务变得难办了。

环卫工不一定能够在撤销当下及时在签到表上签字，但是他能通过提醒老板自己过去堪称典范的工作记录，来试图说服老板给他喘息的机会。主管不愿疏远一位最优秀的工人，但他也不能设立双重标准。如果这位被允许晚几分钟签到，为什么其他人不能呢？看上去主管要守住红线时，最勤劳的工人威胁要变成长官们口中的"懒鬼"。这会直接打击到主管，因为他指望像这样的人，为其他不那么敬业的人提振松懈的士气。

主管问到工人的任务卡，编号350，这是一种缓和紧张气氛的方式，表明他足够强硬坚持底线，但同时也表明他并非不通情理，因为他还没有排除让工人签到的可能性。谈话的最后主管开玩笑说，工人要么得不到在卡车上工作的额外酬劳，要么自愿免费干活儿。这两种说法都挺荒谬的。

如果长官或工头想要开掉一个工人，就是要记录该工人的失职违纪行为。一封冗长详尽的违纪列表包括签单迟到（或根本没签）、没有完成既定路线、路线回程太早，或者卡车上装载的垃圾重量没有达到标准、重量标准或目标差别很大。现在全市性的目标是一卡车一天载重 10.6 吨，但这只是平均数。想要完成，每个街区都要同意纽约环卫局和街区联合会谈判达成的目标。目标根据人口的密集程度、不同社区垃圾的可变属性以及季节因素而变化。服务富人区的垃圾车在夏天时载回的垃圾会轻些，因为很多住户都离开了，而服务郊区的车因为有庭院垃圾，载回的垃圾更重些。[7]如果环卫工没能达到所属垃圾车库规定的目标重量，他不一定会被训诫，但如果他没在换班前完成既定路线，他可能会有"下课"的风险。

"载重"是指一辆卡车装载的垃圾量，是衡量手头工作的标尺。在每天上午或下午的中段时间，监察员必须视察街区，并向主管上报还有多少垃圾需要带走。如果监察员（也叫工头）致电车库说，"我召集三个载重。"这就意味着街道尚存的垃圾量足够填满三辆卡车了。[8]

估算失误，或者电话打错了，工头和他的主管就会有麻烦了。出动的载重量是告知纽约各区长官的，各区会协调所属的街区资源，考虑要从辖区的哪个车库派出几辆卡车去接替下一个班次。如果我是某区域的主管，我在白天热线上要了六个载重，这意味着白班环卫工在街道上留下了六个载重量的垃圾，于是区主管会让我在下个班次派出额外的卡车和人手。假如卡车数量不够，或者卡车被环卫工人太早驶入来清理积压的垃圾，那么很明显，开出的卡车会少于六辆。我的错误估算就会花费环卫资源，浪费环卫局资金，误导人力，耗费时间。我有可能会被开除。同样的，如果我召集六个载重，却低估了数量，那么在晚班结束之前，卡车的配置就不足以将整个街区清理干净了。同理，我也可能被开除。

相反的道理却并非始终成立。如果我日复一日，都精准召集了正确的载重量，我也得不到我上级主管的拍肩鼓励。比方说，月复一月，我真的在每天白班结束前把整个街区都清理干净了，那可是一件值得赞扬的成就。然而这并不会带给我什么荣誉，甚至连更大晋升的可能性也没有。

我从威廉·诺兰那儿了解了这种生态，他可是在纽约环卫局正式员工的岗位上干了好多年。当我第一次遇见他，我花了好一会儿试图把他的外形和他纯正的爱尔兰血统相匹配。浓密黑发、粗短胡须、高挺鼻梁，他长得像是弗雷德里克·尼采和马克·吐温的综合体。但他是爱尔兰人，他的父母都在翡翠国度爱尔兰出生，在纽约相遇。

不同于他循规蹈矩的老大哥，比利不受规矩管束，反复无常。八年级后，他从街角的街区学校辍学，去了市区最大、楼层最多的一所公立高中上学，其实是去打篮球。说"上学"言过其实，他玩各种花样寻找不去上课的办法。前门进，侧门出；前门进，后门出；直接走过前门，径直往前走。旷课通知塞满了邮箱。他的父亲教训，发飙，恳求。他的母亲哭泣。经过家人的哀求，一位从都柏林三一学院拿到研究生学位的叔叔终于将他稳住，可几个月后又放弃了。"这个男孩儿已经没教的必要了。"他宣称，带着沉重的爱尔兰口音决绝地评判。

但是比利会投篮。他还是个新生的时候就进入了学校篮球队。经过训练，他找到了在公园打球的门道，于是练习得更多了。他周末打，晚上打。他球技好到胜过了年级里所有差强人意的对手，赢得了12次以上的篮球奖学金。他选择了新罕布什尔州的大学，但是那里太寒冷、太遥远。大学第一年在阿肯色州，然而那里更远了。对于他来说，这两个地方只存在于地图上和他的意识里。不到一年，他干脆辍学了。

这位只有纽约市公立高中学历的19岁小伙儿，只会贫乏的定向投篮知识，没有任何能够市场化的技能，没有任何资本被推向就业市场的前列。当家人关系网和幸运转机共同作用，使他获得当地行业联合会的会员和学徒资格时，他的父母才松了一口气，但是他父亲也敦促他参加市政公务员考试。其中一个职位就是环卫局。到了召唤他参加工作的时候，诺兰刚刚结婚，准备搬到市区外漂亮的郊区生活了。那时，他在联合会的工作渐渐稳定了，即使没有这份市政工作，他的未来看起来也安全可靠了。他的母亲、兄弟和大部分朋友，特别是他的妻子都劝他不要接受这份新工作。当他无视他们的劝阻，仍然签约新工作时，只有他的父亲祝贺他做出了正确的决定。他的新婚妻子大发雷霆，禁止他把这件事儿告诉他们的邻居。

多年过后，经过好几次晋升，诺兰成为了"白领"，一种在市政制服队伍中表明领导地位的标志，对他来说属于环卫工人序列。在环卫局要员中，他享有精明街道长官的美誉，总能辨识所属街区应有的垃圾重量，并且向他汇报的环卫工们都认为他沉着冷静，但并非不通情理。

诺兰对他每天工作以及整个事业的态度代表了许多环卫局正式编制员工们的矛盾心理。他声称环卫局的男人和女人拥有不同的才能，就像警察和消防员那样，但他也敏锐地指出媒体将注意力集中于因公殉职的环卫工的不公平：相比于对警察和消防员殉职的报道，媒体对环卫工关注较少。警察和消防员获得了头版头条报道和常在电视台新闻多日播放的待遇。环卫工的新闻则只能得到报纸后页几英尺的报道，或是有可能（还并不经常）在当地电视台做简短播报。

诺兰通常称他工作的地方为"这个鬼地方"，但是他在超过15年的时间里从未请过一天病假。如果要无偿贡献出时间给一份与工作相关的事业，比如纽约环卫局的年度家庭日聚会，或者一个发生在非工作时间的社区活动，他会按自己的原则拒绝掉，但他会在每天轮班开始前整整一个小时到达工作岗位，以便于立即开展并完成一天繁重的工作要求。

当有压力时，他会承认自己的失败，因为他在"垃圾局"（他这么称呼它）里待了太多年了。然而，同样在谈话中，他也指出这给自己和家人带来了稳定，并且使自己为孩子们建立了一个充满社交、教育和职业机会的生活。

在他与我进行的几次交谈中，我试图解释为什么我相信环卫局是城市街道上最重要的力量，但是诺兰——顺便说一句，这并不是他的真名——总有同样的反应。

"噢，扯淡。"他说着，把手一挥，不予理会。

即便从事这份工作长达数十年，他仍然没有告知邻居他以什么谋生。这样他的妻子更高兴些，所以他也高兴。

V

第五章　满载而出

Picking Up

ON THE STREETS AND BEHIND THE TRUCKS WITH

THE SANITATION WORKERS OF NEW YORK CITY

迷失在布朗克斯

巴特的垃圾集运车在街道上平稳前行，车身多个后灯和反射镜点亮了漆黑的夜晚。[1]我驾驶着自己的卡车，紧跟其后；我打开折叠门，引入了阵阵暖风。我们行驶在大广场街，纽约市最多层的交通要道之一，也是布朗克斯区最典型的地标。曾经辉煌的电影院与庄严而具有装饰艺术美学般极致优雅的公寓大楼，流露出早年的乐观主义精神。然而，封闭的窗户和布满涂鸦的墙壁则揭示了一段更加不安的故事。通常我会被这样的细节所吸引，但现在不是时候，起码今晚不行。

人行道上挤满了行人，他们中有的人手上拎着好几个购物袋，有的人捧着课本。拥挤的交通使我们放慢了节奏。巴特示意左转，我照做了。可过了一小段街区，他示意我继续左转，于是我们返回到刚刚来的地方。路线再次反复。于是，一次正常情况下只需花25分钟的旅程已持续了一个多小时，并且与我们启程的出发地相比，现在离车库并没有更近。也许我们离车库还是稍微近了那么一点儿吧，我也闹不明白。我彻底迷失了。

几个小时之前，我们登记了4点到12点的轮班，准备开始新一轮的清扫接力。除了交通堵塞、在垃圾场排长队、太晚发现卡车的机械故障、丢失文件文书、卡车在高速公路上出故障、忘记给垃圾称重（倒垃圾的时候不太可能，但我的确在废纸垃圾场忘了这事儿），其他没有什么地方可能有毛病了。我们通常会在轮班结束前完成五、六个来回的行程。

我工作的起点是布朗克斯七区。这里被认为是"痛苦之所",因为垃圾的重量会令环卫工筋疲力尽。在布朗克斯七区的工人们要收集来自附近大学城、杰罗姆公园、福特汉姆、金斯布里奇等街区的所有垃圾。这里对应的垃圾车库位于曼哈顿的最北部,建于 20 世纪 60 年代。像那个时代的许多城市建筑一样,车库的外部线条乏味无趣,内部细节平淡无奇。如今,卫生局的建筑被设计出了更具吸引力的空间,但是至少布朗克斯七区的优秀员工们认为没必要改变自己,穿得与其他人整齐划一;也没必要在年久失修的焚化炉厂房里洗澡淋浴。而附近两个车库就驻扎在这厂房里,那里的人乐于这么做。

在遇到巴特之前,我喜欢自己驾车去垃圾场。在我独行的一次旅程中,我发现了会吟唱的卡车莫娜,我乐于呆呆地望着某个富饶丰盛的地方,不用担心周围的同事觉得我怪异。然而,那一晚,区域办公室的人比平常更严密地监控着车库的运行。由于我是新来的,我应该跟着一位有经验的人一起工作,所以我被分配给了巴特。他在这里工作了 17 年。为什么他会坚持做清洁接力的活儿?这对于高级环卫工来说是一项特殊的任务,不同于把卡车上的垃圾倒出去,清洁接力是没有额外工资的。或许这只是我的猜想,又或者他早已与工头交换意见,接受了这个艰难的决定?

纽约环卫局的工人和管理者对部门的众多规定,走的是传统服从与相对冷漠的中间路线。由此导致其态度和行为上的变化,这种变化塑造了所谓的"家规(仅对部分人或地区适用的

规则)”，造成市区环卫车库文化习俗上细微而独特的变化。知晓和遵循这些“家规”能让日子过得更顺利些。比如，如果一位员工总能完成清扫路线，即使他常常在早间茶歇期休息太长时间，也很可能免于惩罚。如果一位员工从不抗议任何布置给他的任务，即使他晚点儿提供阐述病情的医生证明，也能从容地多休几天病假。但这是一种脆弱的和谐状态。如果某位主管因为那位员工在咖啡上逗留太久，而写了一封集体迟到的投诉信；或者某位聒噪的同事散播了那位迟交病假文书的同事受到偏袒的消息，那么，由“家规”维系起来的契约就会分崩离析，随之而来的则是反叛。

旁观者不一定能看清麻烦萌发的苗头，但是内部人士就能感应到微妙的变化。当言谈粗鲁的员工口气突然变得格外客气，或者当平常活泼热闹的同事变得故意漠不关心，他们就知道到什么事情将要发生了。甚至是员工和主管之间冷漠的一瞥，都能被捕捉到。不同于内部人士，我并不知道如何解读他们。巴特也无法提供帮助。当我问他为什么在做清洁接力工作的时候，他只是耸耸肩；当我问他是否对主管有怨气的时候，他狠狠看了我一眼，没说一句话。

我们找到了自己的卡车，倒掉了上面的垃圾，把它们开回来，又重复了两次这样的工作。在第三次倒掉我们卡车上垃圾和返回大本营期间，我们可以稍事休息，于是就去了附近的一家邓肯甜甜圈店。

我对商店的空间规划设计没什么研究，但是明显感到这家连锁店比大多数店铺要荒凉。没有桌子和椅子，只有磨损得光秃秃的地板和立在甜甜圈橱窗墙和咖啡机前的收银台。当我们走过门框上钉着的尺寸记号，监控摄像头完美地记录了我们的身高。同样的装置也用于银行，来告诉警察们潜逃强盗的身高。我在想，在这一创新被引入之前，这家店被抢劫过多少次，或者店老板一开始就考虑到这个装置对这个街区连锁店的权益是一个有益的补充。

我们只休息了 15 分钟。我拿着还没吃完的食物，爬回卡车上快速吃完，这样就能快些回到马路上工作了。巴特竟然不请自来，跑来跟我一起用餐。咖啡的馥郁热气在空气中弥漫，我们聊着天儿，我望着手表，时间从 20 分钟转到 30 分钟。我不能让巴特坐在我的卡车上，然后开走，但我也不想粗鲁地把他赶出去。我觉得自己有些胆怯。我敲了敲方向盘，清了清嗓子，晃了晃膝盖，含糊地说着，"好，是时候继续了！"我说了几次，巴特看上去并没有意识到。

最后，过了 40 分钟，我终于舒了口气。他捏皱他的甜甜圈包装，起身离开了我的卡车。"在后面跟着我。"他说。是啊，我整晚都要干这个，当然要在后面跟着他。

然后他停住，看着我。

"不要相信资深人士。"

我感觉到一阵感激。站在我面前的是一位在岗位上工作多年的前辈，他正向我，一位刚刚履新的环卫工人传授重要的见地，补充了我对基本环卫知识的记忆库。他之所以拥有这些智慧，因为……他就是资深人士。

"等等。"我说，"你是说，不要相信除你之外的资深人士，对吗？不要相信其他资深人士？"

他的声音和凝视毫无变化，"不要相信资深人士。"

我不确定地点点头。

从垃圾场到市区的路线，通常要经过几个昏暗的街区，我们要穿过天桥下，开上州际公路。启程时我们采用了常规路线，而当我们略过出口坡道，直接开到高速公路上时，我前所未有地感激这位慷慨的男士。多么优秀的搭档啊！巴特正在教我如何抄近道。

除了这个，新路线的反复折回、蜿蜒曲折或是一环套一环的绕行，都没有任何意义。我希望能理解在我离开之后巴特和主管之间眼神交换的深意。他们的确总是这样意味深长，我要是机警些就好了。他并没有教我抄近道。他在教我，他是一等一的混蛋，而我是一等一的傻瓜。

巴特把我拉入了他自己的个人工作活动中，而我亦步亦趋就像一个渴求的孩子。不管他在寻求怎样的报复或抗议，他在反抗职业的各种不公正。不管是真的还是我想象的，我埋怨他把我带入其中。第三次路过布朗克斯区法院时，我告诉自己要与他脱离，问清路线方向，走自己的路，但我不知道我现在是在哪儿。我基本不知道这些街道的名称，除了扬基体育场，我一个地标建筑也不认识。

当夜幕降临，我们的足迹依然不断绕着一个巨大的、不规则的圆圈，我的恼怒变为服从。至少我在夜晚繁忙的城市街道上，得到了一次很好的驾驶训练。当我停下车来等红灯时，我惊异于一波波在我前面迈步的行人，他们从不望向我，哪怕偶尔卡车还在运转移动的时候。考虑到他们盲目专注自我的痴迷程度，我突然感到一股投向他们的温柔。交通信号灯告诉他们，走人行道是他们的权利，而且他们设想我足够称职，不会从他们身上碾过。

他们不知道卡车的宽大笨重几乎让我不知所措。我几乎肯定，它预示我定会失败。直到一位工作多年的环卫工告诉我，他第一次开垃圾集运车的时候，因为太过害怕，以至于在轮班最后，他的同伴不得不从方向盘上把他的手指掰开。接着又有另一个故事，一位新晋员工从车库出来只经过了几个街区，就在一座天桥的两根桥墩间愣住了，不知道是否需要向右急转弯。他的工头后来发现这个可怜的孩子正堵在十字路口上轻声啜泣，双手紧紧抓住方向盘不放。

我对布朗克斯区的一无所知渐渐被一种模糊的熟悉感所取代。有一天也许我就会更明确地知晓这些街道，我会记住今晚经过数次的街边教堂和田园牧歌式的公园。如果我把这些记忆忘得一干二净，就肯定会被训诫，因为我还处于试用期，对于我来说不可能有被宽恕的机会。但这也是我无能为力的事儿，所以没有必要过于担心。

于是，我意识到有多少东西还需要学习。

那些拾起纽约的垃圾、驾驶垃圾集运车、清扫街道的人被划分为体力劳动者。他们必须掌握高效完成工作的专业技能，而这是不被大众认可价值的。然而就在一个晚上，我遇到了难以理解的复杂局面。就像语言能力和抵抗技术是这项工作的核心要素（和许多工种的核心要素）一样，如果一位新来者不知道如何辨识和解读它们，如果一位新来者的决心和意志力比我那晚展现出的还不如，他／她就会面临一种随意的行为绑架的风险，如同我跟着巴特经历的那样。

当我们终于回到垃圾车库，主管正在办公室外等着我们，他双臂交叉，面色冷淡。在我们停下卡车走向他时，他就一直站在那儿，然后他开口问巴特发生什么了。巴特直直地看着他的眼睛说，交通太繁忙了。这两人交换着严肃的眼神，就和他们几小时之前经历的那样，接着主管转向我，问我同样的问题。

我对巴特很恼火。我不明白他玩的是哪一出，是不是与之相关的更大计划里的一步，他是否经常性地选择这样做，或者这只是一次孤立事件。我也不知道我陷入了多大的麻烦里，我不想撒谎。但是我明确知道的是，如果不是真正可怕和非常规的情况，你不应该放弃你的同伴。

所以我也直直地望着主管，但我一句话也没说，只轻轻地耸了耸肩，摊开双手，掌心向上（这一姿势，我后来才知道叫做"环卫工人的致敬"）。我直直地盯着他，而他望着我想了好一会儿，摇摇头，然后转身离开了。

我始终不明白，为什么巴特那晚要拽着我在布鲁克斯到处跑，但我搞清楚了，不管他的动机是什么，他沉浸在自己隐秘的反叛中，我们一起开展清扫接力工作，我能给他提供掩护。不管他的战果会招致怎样的惩罚，结果都落到我们两人的头上，然而他知道他的资深会保护他免遭严厉谴责。作为试用人员，我没有这种安全感，我们自发性的路线已经构成严重违纪了，只是解雇的理由还不明确。我本应该被解聘的。

我们的工头当然知道这个，这意味着他不得不在解雇巴特和让我保住工作之间做选择。巴特正确地猜到这个决定会有什么导向，因此一边推测，一边咒骂主管的克制。巴特也知道这种选择意味着，他不会因为自己耍心机而遭受任何影响。如果真有什么后果，那也会是工头来承担。

车库工头在4点到12点时，有责任确定轮值白天路线的垃圾集运车是否清空了垃圾，是否准备好在夜班开始前出发。巴特和我在完成接力清洁时，太晚回到车库，所以预计倾倒的垃圾车仍然是满的，只能把这项工作强加给下一班次的人。这也就意味着，至少有两名已准备被安排到其他工作上的环卫工，比如分配去洗垃圾桶或拾垃圾的，就不得不转而被拉去进行接力清扫工作。我们的工头就不得不向他的主管解释这种人员配置上的调整，甚至可能向某一位区域长官汇报。这取决于长官的心情好坏，如果心情不好，工头可能要挨批了。

我们的工头在现在的岗位上干了好多年了，这肯定不是他第一次被环卫工人任性对待了。他告诉我他讨厌这份工作。毫无疑问，像巴特这样的同事根本帮不上忙，但也许他只是厌倦了一个主管必须忍耐的那些糟心事儿。

我们自食其力

纽约环卫局的责任和义务分散到了每个员工阶层，但是只有一部分领导序列的环卫人声称，主管的活儿才是最艰苦的。

因为他们的监管职位是最迅速地参与街道清洁活动的。当环卫工人给工头惹麻烦时，工头会承受压力和工作拖延的风险。他们是卫生局的管理阶层与街道基层接触的第一联系人，所以他们也会面临来自上级的压力和惩罚，特别是像经常发生的那样，工头们负责大量工作细节，而他们的上级却对此没有什么掌控力。同时，类似由于违反交通规则或乱扔垃圾而写罚单的尽职行为，经常会招致来自民众激动的无礼责难。正如一位长官所说的那样，主管们是整个环卫系统所承惊吓的消化者。

这就足以压制许多环卫工人的升职想法。我知道只要有晋升主管的考试，有些人每次都参加（大约四年一次），他们只是为了看看自己做得到底有多好。一位环卫工曾经连续三次在市里的晋升考试中拿到最高分。当我问他为什么没有拿到领导徽章，他说他没有理由要这样做。他现在工作的车库离住的地方不远，他有可靠的搭档，他有足够的经验让垃圾车正常运转并活动在区域里最好的一块儿地方。他的工头知道，他会完成清扫路线并倾倒完卡车的垃圾，所以他有自主性。他享受他的工作，享受它原本的样子。另外，他补充道，难道有人想自找那种环境不适症？[2]

他是对的。主管的名号——又名"工头"——会带来许多环境不适症状。

刚刚开启新职位生涯时，主管挣得比那些把高额薪水拿回家的高级环卫工要少。主管也会有试用期（尽管只有12个月，新晋员工是18个月）。更糟糕的是，他的老资格就此终结，新晋工头要再次随时绷着一根弦，就像他刚来工作时那样。

这种来自后勤的挑战是困难的，但更加艰难的是新职位的一门首要课程：主管们必须重新审视他们与前同事之间的关系。"不要认为他们是你的朋友。"更高级的官员警告道。他们是在指那些新晋主管刚刚离开的一批环卫工人。工头可以选择一种管理风格，或许会招致憎恶，或许会促进合作（尽管在一些高层看来，前者被认为是一种成功的标志，而后者被看作一种软弱），但是可能要花上一段时间，才能弄清楚怎样的管理风格才是最适合他的。有些人从一开始就太凶悍了，另外的人则设想了一种他们还未争取到的同事友爱之情。两种走极端的践行者很可能会遇到和他们的同事类似的问题，或者工作效率比平常变慢，或者错过了从未错过的工作节点。

对于温和的主管，需要学习吸收的第二重要的课程指向了另一个方向。"当心点儿。"同事们警告道。即使在纽约环卫局工作很短时间的人，也看过工头被满口责骂的监管者和心胸狭窄的长官训斥得泄了气的样子。出问题时，惩罚主管总比追着环卫工不放要容易得多。官方解释是，环卫局以更高标准要求其长官。这两组人之间的权力差距可能是另一个原因。在领导班子联盟中，服务业雇员国际工会的444地方分支比卡车司机工会的831地方分支规模更小，权力也更小，后者正是代表纽约城市清洁工的。对主管的不公正（或者对监管者，同样是444地方分支的一部分）不会招致与工会抗议同样的抵制力量，工会抗议是能以环卫工人的名义召集的。

几年前的一个故事说明了问题。有一位刚履新、被分配到周日工作的工头，他的任务是负责监督四辆箱式垃圾车。他和八名负责具体工作的环卫工人，以书面的形式被反复明确通知：任何人不能提前到岗。当清扫路线结束，工人们就要返回到起点重新再来。这是一种符合逻辑的命令，因为这些员工是在人流密集的周日，在商业林立的大道上工作。垃圾箱一个接一个，只经过一次恐怕不足以将它们全部清理干净。

有两种情形会使这位主管的任务比平常更加艰巨。这四辆车分散在该区域的最北侧和最南侧中间，这就意味着它们彼此之间的距离在地理方位上能离多远就有多远。在完全不堵车的情况下，它们在彼此间穿梭也需要花费 25 分钟时间。一个区域没法儿让另一个区域的人检查，意味着第一班次的四名环卫工至少有一个小时的时间是缺乏监管的。这种情形有不便之处，但也不一定会造成问题，除非工人们确认这是个问题。他们知道自己被禁止提早到岗；他们知道工头不得已在轮班的很长一段时间内，距离自己很远；他们知道工头仍然处于试用期。

当工头和北边的员工在一起时，南边的员工已经完成了一次清扫路线，回到了车库。当工头来到南边的车库，看到他们正在玩纸牌。他命令他们回去干活儿，但是他们已经没有时间再从起点到终点完成整个路线了。于是只要工头一走，他们就躲回车库里了。无独有偶（你知道事情就是从这儿发展的，对吗？），在工头催促着把南边的垃圾车驶回街道，并返回到北边区域时，他又会发现之前的两位员工也已经早早结束了清扫，怡然自得地待在车库里了。

负责整个区域的总长官震怒不已，发誓要让每个相关的人都受到严厉惩罚。起初，环卫工人们还假装无辜，声称他们原本不知道需要整天待在外面。然而最终，他们承认了是自己无视上级命令。他们全部被停职数天，但之后这一惩罚被降格为几句口头训诫。也就是说，他们中没有任何人遭到了真正的惩戒。

而对工头来说却不是这样。即使一位官衔更高的强力同盟试图解救他，使他免于被降职，但是工头仍然受到了停职 30 天的惩罚。

这种情形展现了管理者角色的核心困境。工头既不明确他之前的职位职责，也不清楚这一职位被赋予了什么权力。他们承担了管理的责任，同时又为工人们的行为负责，这种矛盾会造成令人难以预料的情形。仿佛纽约环卫局的工头陷入了一个管理炼狱，或者是一种永远的临界状态。

"临界"这个词来自于拉丁语"limen"临界值，意思是"中间的一段空间。"人类学家阿诺德·凡·格纳普以及后来的维克多·特纳提出，临界是所有过渡仪式的中间环节，是团体中的个人实现现状变化的一种仪式。[3] 这种仪式在形式和内容上会有很大的变化，但在世界上所有的文化中都能寻觅到他们的踪迹，同时，凡·格纳普与特纳解释道，他们都有着相同的三阶段结构。在第一阶段，一个新事物会脱离其原始的共生群体；通常这一过程包含某一种类的象征性标记（想想剃光头或一件特别的衣裳）。在第二阶段，他会经历一次磨炼来根除和修正它之前的身份，这一过程也证明他值得建立一个新的自己。在第三阶段，也是最后一个阶段，共生群体欢迎这个新生物回到他们的集体中，同时也承认他的新角色。

在这三个阶段中，第二个是最难的。新事物不再是它原始群体的一部分，但在他回归之前，他尚未赢得需要的新位置。他被发现踟蹰在新自我和旧自我交接的门槛上，也就是说，他被迫忍受一段临界期、一种模棱两可的状态，矛盾又紧张。

有许多近在咫尺的例子。比如，一位男士入伍，他与自己的原生家庭分开，穿上制服，剃掉头发，显示对新集体的依附和效忠。基础训练要经历一段充满压力的时期，检验他的勇气，把他从原来的自我中脱离出来，塑造他所需要成就的人格。当这一切结束，他以战士的新身份，重建自我，回到一个更大的世界。这种模式同样适用于从事圣职的人们。不那么戏剧化，但更稀松平常的例子包括犹太成年礼或者第一次圣餐仪式。

环卫长官们不会从这种角度来思考自己或者工作，然而，他们早已认清了所在职务与生俱来的矛盾性。其中一部分的挑战就是那一连串冗长的、折衷主义的职责列表。

直到近来，在街区白班线路上，为特定区域分配清洁任务而劳作的工头们，才被称为区域监管员。他们承担了监管多达七组环卫工人队伍的工作，即监管在七辆垃圾车上的14位工人。工头早在列队点名时就开始分配路线，不管白天黑夜都要视察工人们签署路线卡片，不管白天黑夜都要开车巡查路线确保路面卫生，不管白天黑夜都要向区域主管汇报工作，关于垃圾车需要倾倒或无需倾倒、路线完成或还未完成尚有遗留工作等等，事无巨细。

工头们也要通过巡查MPL[4]和检查垃圾运输篮来核对工人们的进展，然后签署路线卡片；如果个人情况允许，还要回答311

市民热线的电话投诉；要发出乱扔垃圾和妨碍交通的传票；要核对确认申请病假的环卫工是否在家养病；要应对一切特殊情况，比如犁地机将路牌移走而在街道中间留下一个轿车大小的洞，或者卡车将居民区的大树枝桠撞断，或者工人实地工伤热线，或者一次牵涉到纽约环卫局车辆的意外事故。

这些琐事中的每一项都伴随着复杂的文件规范。一次涉及环卫局车辆的汽车轻微剐蹭事件就是一个好例子。工头们赶到现场填写附有四页复写纸的806号表格，无论如何，他都必须确保对涉事工人的现场跟踪拍摄（如果跳过这一步，肯定会有投诉）。如果工人拨打工伤热线，那么适合填写的就是807号表格了；但如果工人受伤严重到需要进入医院或诊所救治，则需要填写807B号表格，同时工人直到出院之后才能被跟踪拍摄，尽管听起来相当不合逻辑。如果呼叫了救护车或特快专递服务，工头不可以忘记加上回应呼救的医疗人员的名字。他也绝不能忘了准确描述他来时第一眼看到的现场情况、双方车辆的准确时间和地点。如果事故是由机械故障所致，就必须启用240号表格，同时806号表格的内容必须包括垃圾车是何时被拖往修理厂的。当普通市民（比如，驾驶机动车的人）也牵涉其中时，就要填写808号表格和MV104号表格，但如果意外发生在新泽西（也许是一辆开往埃塞克斯垃圾场的接力垃圾车），就需要填写SR1号表格。

任何与纽约环卫局同样规模的官僚机构都必须设有聊以为继的层层问责制，但是即使问责在心中，也很难想象这浩如烟海般的文件的起源。看上去许多文件规范都建立在过去的规章制度之上，而这些规章制度又是基于更古老的规则和程序。我常想，对这些文件的认真研究或许能教会人们许多关于纽约环卫局的任务安排制度，或是关于更广泛性的管理的历史。[5] 是谁创制了这些表格，它们意在达到什么目的？它们能解决什么问题？是谁细分了这么多涉及的领域？如果没有遵循表格填写又会发生什么？有没有更多的表格被制造出来以解决其他表格产生的问题？最终的文件又会归结到哪里？扫大街拾垃圾的工作又是如何变得这么复杂的呢？

然而，一项事故要求的文书比起工资单的审阅标记来说，就不算什么了。几十年来，工资单都是在时间纪录册上手写完成的，记录册大到页面展开有将近三英尺长。在左页纸的左侧，每位环卫工的名字用手写标记。名字用蓝色墨水标记的是上白班的，用绿色墨水标记的是上夜班的。剩下的两页填满了一系列接近半英寸大小的格子。在工头标记工资单之前，他会端坐下，用一把尺子在每个格子里从左下方到右上方画对角线。这个叫做"绘制图本"。一页纸上有上百个正方形格子，每个格子表示一个区域的一个垃圾装载员的轮班情况——或者，表示所有垃圾场的工头，所有垃圾场的车辆驾驶者。所有人的情况都必须绘制成正方格的形式来表示。填满这两页纸要花上大概30天的时间。当新的一页开始时，工人们的名字又得重新书写在页面左侧，同时所有空白格子都必须重新绘制和填写。

一次顺畅的、不含垃圾倾倒、没有超时的八小时排班只需要在格子里简单划几笔，但如果有其他事情发生，工作时间的数字就要显示在格子的右下半部分，同时任何附加信息用代码的形式记录在左上半部分。红色墨水表示下雪，也意味着超时，但因为什么而超时呢？这就要看代码了！有的代码表示超过正常排班的加班时间，有的代码表示工作是绘制图表，有的代码表示工作是在周日、休假日或节假日。这里有损失工时的代码，不同数字代表不同情况（跟踪拍摄或者不寻常的情况等）。这里有表示工人生病或工人工伤的代码，表示全部或部分垃圾车工钱的代码，有显示日晚班差异的代码，有解除工资的代码，有不带薪的代码。也有代码用来表示一位正常情况下在垃圾车上工作的工人被分配到别的岗位，于是受到施兰克政策的待遇。[6]数字表——有的是两位数，有的是三位数、四位数——都属于被称为"倾泻"的一系列代码的组成部分，这类代码表明一种特定的时间测量环境。然而对于不理解代码系统复杂性的工头来说，工资单就是一场梦魇。

在作家约翰·史坦贝克版本的亚瑟王传说中，亚瑟的养兄弟凯伊的各项资质都担得起圆桌骑士的称号——直到他成为城堡的会计师。"……一颗坚强的心不会被命运的重击摧毁，"凯伊告诉兰斯洛特，"但会被吹毛求疵的数字侵蚀……快看，爵士，你认识的哪个精通数字的男人不是渺小、吝啬和胆怯的——所有的伟大都被微不足道的数字侵蚀殆尽，就像行进的蚂蚁群一点一点蚕食掉一条龙，最后只留下被啃光的白骨？"[7]

凯伊可能已经描述了环卫局的时间记录册，多数环卫局的工头们也都遭遇过相似的绝望。经年累月，许多在其他方面颇有能力的年轻长官面对工资单上令人费解、错综复杂的数字都缴械投降，把工资单一把扔进徽章中。整个纽约环卫局系统如今已经采用电脑记录工资了，但是这不过意味着这种复杂性从纸张转移到了屏幕而已。

工资单当然非常重要，但它属于办公室工作，工头们还是在实地工作时学得快——就像当每个工作日的早上，他必须视察所在辖区主要街道上的机械扫帚车。尽管这是一项常规任务，但总是需要情绪上的调动的。

* * *

纽约市的街道是根据常规计划表来清扫的。当商业街的路边没有车辆时，立在商业街上的标识牌上都显示了 30 分钟的街道清洁规范（大多数居民区的街道有 90 分钟的清扫时间）。[8] 然而，扫帚车操作员没有执行权，因此如果工头不到达现场，轻吹他的喇叭让占道的汽车移开，停靠的车子是不能挪动的，街道就依然是脏乱的。这一办法倡导唤起大多数司机足够的重视，来挪动自己的轿车、卡车或微型货车——他们能够在扫帚车清扫之后立即回归原位——但是有时候，这种温柔地方式并不管用。

我曾在一个早上，亲眼目睹了胡里奥·普拉特罗工作的这一幕。胡里奥是监管曼哈顿地区、有着二十多年工作经验的工头。他轻言细语、有着宽阔的肩膀。胡里奥从经验判断自己很可能会在百老汇街道的上半部分遇到麻烦。这个麻烦并不是成群的轿车和并排停放的卡车——大部分有商铺的街道在这个时间都一样拥挤——而是在少数几个街区，汽车的责任人从不愿移车，他解释道。显而易见的是，当一阵短促、连续的喇叭声过后，没有一个人肯稍微挪动一下车，甚至没有一个人看向胡里奥或他身后摇摆的扫帚。一声叹息中，他靠边停车，爬出自己的车，走向一位穿着汗衫的黑发男子，他正在从一辆小型运输卡车上卸货，搬进附近的杂货店。

由于在车里，我听不到他们之间的交流，但是抓住谈话的主旨并不难。胡里奥说着话，那个男子专注地看着他，然后皱眉、摆手，接着开始大喊，嘴巴大张着。胡里奥听了一会儿，然后稍微向前倾靠，轻抚自己的胸口。男子边说话，胡里奥边摇头。这个快递男还在咆哮，冲着他的卡车摇晃着一只手臂，另一只手臂指向他身后的商店。他的脸色灰暗。胡里奥一开始无动于衷，当他从衣后的口袋里抽出罚单册，并快速打开时，脸上的表情显得更加冷漠了。这名男子转身走向他，嘴里骂骂咧咧。当他开始再次挥舞手臂时，我想有可能会挥到胡里奥的下巴，然而他却猛地扇上了他卡车的后门，绕着驾驶室跺脚，然后跳上去，关上车门，加速引擎，倏地一下驶离路边。其他坐在轿车和运输货车上的逃避责任者，也决意效仿，像惊弓之鸟般消失在路边，街道瞬间被清空了。

扫帚车向前开动，蜷靠在路边，随着车子从街区一边移至另一边，机械沙沙的低语声突然变得喧嚣吵闹。仅仅几分钟，街道就被打扫一新，扫帚车也继续开向下一个街区（胡里奥会遇见更多执拗顽抗的驾驶员），而那些被驱赶的汽车又一个俯冲，回到原来的位置上。扫帚车来过这里的唯一标志就是垃圾的暂时缺位和沥青马路上与垃圾车齐宽的、闪着湿润光泽的长条带。

当胡里奥回到车里，他通常平静的神情替代为鬼脸。他明白快递男只是在做自己的工作，他说，"但是我们的工作该怎么办呢？如果他们不移车我们该如何清扫呢？从什么时候起，他们拥有制止街道被清扫的权力的？如果我们不清扫，当这些家伙拍拍屁股走人了，可街道仍然垃圾满地，而后又会有多少投诉抱怨？"

视察扫帚车、与顽固的快递员进行口头交锋始终是工头一天的日常活动，但是最近每天的节奏感在发生变化。印第安纳波利斯市的前任市长来到这座城市，说服他的新上司纽约市长，让自己来负责整改纽约环卫局。

* * *

2010 年春天，麦克·布隆伯格需要一位新的执行副市长。布隆伯格以忠诚回报忠诚，广为人知的是他与曾经亲近过的人合作起来最得心应手，于是当他宣布将要把这份工作交给斯蒂芬·戈德史密斯，一位从未在纽约生活过、从未在布隆伯格政府内任职的 64 岁的哈佛大学教授时，大部分人都很吃惊。

这位市长的记者发布会吹嘘戈德史密斯是"国家首位政府创新专家"。在印第安纳州担任郡县检察官长达十多年后，他在 20 世纪 90 年代担任过两届印第安纳波利斯市市长。在哈佛大学，他指导的是肯尼迪学院的"美国政府的创新"项目。他曾任国家和社区服务组织董事长，曾撰写或合著了几本关于城市治理的书籍。

执行副市长是博隆伯格政府里最关键的一个职位，市长博隆伯格给了这个职位绝对的战略组合自由，表现出对这位新人所寄予的厚望。戈德史密斯将要在管理警察和消防部门、应急管理办公室、政府预算办公室和劳工关系办公室上发挥重要作用。他还直接负责的士与电召车委员会、刑事司法协调部门、长期规划与可持续性办公室、合同服务办公室和执行办公室。另外，他也负责建筑部门、全市行政服务、环境保护、信息科技，以及城市公共卫生。也就是说，一个仅仅造访过纽约几次、即便着手新工作也仍然在华盛顿哥伦比亚特区居住的人，现在就要部分或全权掌管与这个城市日常功能相关的所有机构了。

媒体给予了戈德史密斯一次审慎的欢迎。《纽约观察家报》采访了曾在印第安纳波利斯市与之亲密共事、曾给予他很高评价的一位劳工领袖。[9]《每日新闻》认为，有新来者的新观点是很好的，但警示道，"一位共和党人偶然进入纽约，却对这个城市没有深厚的了解与熟悉，总会经历一个陡峭的学习曲线。"[10]

环卫局内部人士及其他与市政厅关系紧密的人都对该项任命持怀疑态度，戈德史密斯最先发表的言论也没有激发人们的信心。"我知道很多关于如何使政府运作的知识，"他说。"而对于纽约市我没有足够的知识，我希望能尽快跟上节奏。"[11]甚至连市长自己在为其选择正名的时候都显得有些怪异。"在这里工作的人都知道什么能做，"他解释道，"我们需要来自外部、不知道这些的人，他没有这方面的负担。"

戈德史密斯一项最重要的委任是弄清楚如何在对市政服务影响最小的情况下削减开支。所有机构都被命令削减下一个财务年度的预算。也许是因为戈德史密斯在过去当市长时有过重组市政垃圾管理的经历，因此他首先瞄准了纽约环卫局，声称想要"重整"纽约环卫局。由于他素以向中层管理人员开刀来精简政府机构著称，因此他特别聚焦于环卫局系统内部、街道基层第一环节的责任人。他瞄准了工头们。

当戈德史密斯来到纽约时，环卫局编制内只有 5800 名环卫工——自 1895 年来人员最少。卡车司机工会 831 地方分支的主席哈利·内斯波利利用一切机会指出这么少的环卫工人数将会在遭遇冬季严重风暴时使这座城市陷入脆弱的境地——不，比脆弱更糟糕。现场只有如此少的工人能够反应，一场大雪可能会酿成一场真正的灾难。

这位新上任的副市长开展了一项战略，通过撤销 200 名监管员职位，表面上解决了市长关于削减预算的要求和工会呼吁增加更多环卫工人的诉求。其中一半人将通过不填补退休工头职位的方式在减员中消失，另一半则通过降职的形式离开原岗位。这后一百人作为城市最初级的长官将会被勒令退回环卫工人的序列。同时，戈德史密斯指示环卫局聘用 100 名新的环卫工人。他声称这项计划已经为纽约市节省了两千万美元的人力支出，并未引发下岗失业，同时加强了迎击暴风雪的队伍建设。"这对每个人来说都是双赢。"他告诉媒体。[12]

这个"所有人"并不包括监管员。仍在试用期的工头们会退回他们原来的环卫工人岗位，没有工龄的损失，但是如果长官头衔已满一年的工头被降职，他们会成为这个城市最初级的工人，即便他们已工作多年。他们甚至比晚进入队伍的新员工的工龄还要低。对于那些以前的试用期，怎么计算工作的时间节点？是从一个人被纽约环卫局聘用的第一天开始计算起点时间，还是从他拿到工头徽章的那一天？那些在加入正式序列前就在纽约环卫局以市民身份干清洁工的人又该怎么算呢？军队服役的时间也计入核算吗？

戈德史密斯的举措还没有结束。由于更少的工人所需的监管更少，他推断，那些没有经历降职、依然留在原岗位的工头们就必须承担更多的责任。他们的掌控范围，也就是他们被要求监管的垃圾车数量，一直以来最多是 7 辆。戈德史密斯将这一数字改为 12 辆。

他对纽约环卫局街道工作的干预（有些人称之为干扰）产生了深远的影响。环卫局的地理分部不得不重新调整构建。一个有着三块区域的街区或许一天只有 10 辆垃圾车负责清扫，但是会有三名监管员进行监督——一块区域一个人——现在只有一名工头，叫作地域长官。一个运营着 36 辆垃圾车、跨越五块区域的大型车库也只有区区三名地域长官。

这也意味着已经建立的工龄模式退出了历史舞台。在某一街区的某一区域稳定工作多年的监管员突然被调到夜班工作，因为有着稍长工龄的其他工头被任命为该街区的地域长官，被派到这里开展白班工作，尽管这位工龄稍长的长官一直在离这儿很远的车库工作，对新地方缺乏或压根儿没有经验。

像纽约卫生局这样庞大复杂的机构在管理结构上总是有改善空间的，也许戈德史密斯的计划在纸上说得通，但很明显他不了解纽约，他对纽约环卫局的了解则更少。一项意在提升官僚效率的尝试反而颠覆了一个稳固的组织结构，过去运行得相当好的工作现在进展糟糕。整个城市的工头都在问他们怎么能跟踪监管 12 辆垃圾车，很多车辆中彼此相距甚远，何况他们还要兼顾其他的工作职责。他们在问，如果当他们正在处理事故或意外事件的文书，团队的一些环卫工没有完成规定线路，将会发生什么？难道工头仍像过去的惯例那样，一人承担后果？他们是否还能像以前那样开那么多罚单？谁来接听 311 市民热线？需要核查病假员工吗？还要视察扫帚车吗？要查垃圾运输篮吗？

脸书是他们情感的一个发泄口。戈德史密斯的政令并没有改善市政管理，反倒成功地让工头们针锋相对、彼此反目。

监管员 1：

我希望星期六发生在我身上的事儿可以让所有人引以为鉴。我在区域内工作，开始有七辆垃圾车，下午后半晌又加了两辆（一个区域的垃圾车没有装满就会开去另外区域）。11：40 的时候一辆垃圾车发生了事故。我直到 13：15 才抵达现场。区域主管要求上报情况，我告诉他我不知道。他要我打电话给一位环卫工，叫他暂时不要考虑垃圾回收了，我说我没有他的电话号码。这项工作就搁置了。我 13：35 回到车库，整理我的票据，布置下午 4 点到 12 点的路线，直到 13：55。我在电话秩序簿上写道"由于轮班结束，没有时间写突发事故报告。"我签完到，走出去。我再也不、再也不做超出职务之外的工作了。我建议你们都这么做。

监管员 2：

瞧瞧你干的事儿，百分之百错了，也许这就是为什么这个城市该死的给监管员降级，任何人只要有点常识，就知道各区迟早会批准降级的。你知道我有多少次在自己的时间里坚守岗位，把事情完成吗？难道就因为在自己的时间里待了 20 到 30 分钟，我就会滚蛋吗？

监管员 1：

你在自己的时间里蹲岗能得到什么？什么也没有。没有人知道和关心你加班很晚来完成工作，人们却会注意到你在八小时工作日里没有能力完成任务。感谢你让整个城市都相信我们可以在八个小时内监管 12 辆垃圾车，写 ASP（阻碍扫帚车的罚单）和 ECB（随地乱扔的罚单），接听 311 热线，检查病假条和反复查车，写异常事件、突发事故报告、工资单、员工评价，组织列队点名，和公众交谈，等等。下次你占用自己时间加晚班的时候，告诉我一声，我会到你的街区办公室给你捎块点心。

公众并不知道多少关于城市工人工作剧变所带来的不满。当地报纸时不时地登载一些故事，但是环卫局监管员序列内部的无助沮丧、他们对戈德史密斯和博隆伯格的深恶痛绝以及日复一日持续的工作困惑，却不那么具有新闻价值。环卫局委员多尔蒂在此情境下为撤销降职命令所做的平静而持续的努力，也不足以上头条。即便戈德史密斯本人，尽管他权力过人，也不是经常上头条。

接着，2010 年的暴风雪就来临了。

夜犁

环卫年分四季：春天、惊蛰、叶落和夜犁。夜犁从 11 月初持续到 4 月中旬，在此期间，环卫局会经历小雪、冰暴和暴风雪及各种交叉的天气，白班时间的起点和终点都比平时往后顺延了一个小时，每个街区的每一区域都安排了晚班清洁人员。夜犁保证了不论几点，环卫团队都能各就各位，准备好迎战暴风雪。尽管有三家与环卫局签订合约的、各不相同但久经考验的私立天气预报公司提供天气讯息，但也免不了大雪不期而至，使整座城市银装素裹。所以环卫局也会储备相当数量的工人和长官，用铁锁缠住轮胎，用铁犁固定卡车，装置好喷洒车，至少在主要干道上开展工作。

这是一项老传统。垃圾回收和街道清扫是环卫局顺理成章要关心的事儿，纽约负责这些活儿的工人和管理者也总是承担了清扫积雪的任务。最早的时候，街道清洁部门的领导头衔包括最终清理主管、马厩主管、积雪主管。前两个早已退出了人们的记忆，但是积雪主管仍然在我们身边。纽约七个区的指挥部均有一位，每个车库也都有一位，环卫局总部的每间办公室里都有主要职责包括积雪清扫的员工。

环卫局对迎战积雪的重视程度，以及过去战胜大大小小暴雪的成功经验，让 2010 年 11 月底悄然来到纽约的一场暴风雪，更显得扑朔迷离。不论何时下雪，市民们已经习惯看到街道上拖曳着的、几小时不间断作业的雪犁和喷洒机，但是这一次，雪犁不见了，街道持续被积雪掩埋。当报纸援引一位皇后区政客的言论，声称他有证据证明纽约环卫局故意怠工，民众的恐慌变为愤怒，进而演变为一股混杂了义愤填膺和理直气壮的强烈不信任感。环卫局怠工暴风雪的消息在本地、区域内甚至国际级媒体上造成了爆炸性的轰动。博客、YouTube 视频网站，甚至《周六夜现场》节目当众羞辱和模仿环卫工个人、环卫局组织以及市长麦克·布隆伯格。

然后，垃圾积存，无人来收，一天天越堆越高，而纽约环卫局仍然在与暴风雪的余孽艰苦作战。NBC（美国全国广播公司）当地电视台的一位记者声称，环卫局的工作只能吸引生活在"社会最底层、经济最困难的人们"，同时揭示了几位工资显然过高的高层管理者。他暗示到，正是这些人要为这场混乱负责。[13] 每个新闻机构网站的评论单元都充斥着谴责，甚至在常常登载令人不快言论的网络论坛，指向环卫局的尖刻控诉也非比寻常的刻薄刺耳。

真实的情况却与大多数媒体呈现的戏剧化版本大相径庭。然而，要想了解究竟发生了什么，则需要知道更多关于雪在环卫局历史和组织结构上的角色。纽约的雪已经成为了科技创新、基础设施改善和政治变迁的催化剂——不论阶级、职务或工作时间的限制，雪不可逆转地影响着从事这项工作的环卫人之间的关系。它在暴风雪来临之前很久、暴风雪肆虐期间和暴风雪离开之后，不断塑造着他们的职业生涯。

* * *

　　一些环卫局的长官太重视雪，以至于他们似乎认为，只有在温暖的天气下，或者他们还不需要为来年冬天做准备时，街道清扫和垃圾回收才称得上是让员工们忙碌起来的办法。环卫局的每一个街区和办事处都会在夏天花部分时间来准备与雪相关的工作。车库主管和车库设备工人在核查组成一套雪犁装备的 48 个配件并纳入库存后，这套雪犁才会被启用。铰链销没有被官方认定，但被广泛地用作凿子，把 2000 磅的机械装置凿附在垃圾车上，用一桶桶机油酝酿动力，当积淀数月的命令一声令下，就准备平滑地嵌入车底，然后把垃圾车撬起来。一捆捆防滑链得到了清理，可能的话要进行修复，必要的话要进行更换，然后把他们堆叠起来，挂在道路之外的地方。一桶桶液体氯化钙准备完毕。城市周围的 22 座盐堆也准备就绪，被垒成了高高的圆锥体。[14]

　　最重要的车辆是喷洒车以及更加强劲的同类车型，叫作"液流倾倒车"。这些配置构成了纽约市抵抗冬季风暴的第一道防线。喷洒车通体橘色，经由垃圾车改装，十分坚固，车身用斜面材质锻造，内置传送带，车后部是一个活动的车轴，车身两边各有一个装有 100 加仑氯化钙的箱体，被称作"挂包"。就像名字显示的那样，喷洒车向结冰的路面上喷洒工业盐。白色的液流倾倒车则是加强版的喷洒车。喷洒车喷射工业盐的半径范围是四到八英尺，液流倾倒车能够将工业盐播撒到高速公路的许多小道上或者宽阔的大街上。喷洒车和液流倾倒车十分重要，因此是纽约环卫局第一个安装 GPS 设备的车辆，车上还为驾驶员提供了音频广播（这是环卫工唯一能够占有的设施资源），好让监管员们更高效地配置这些车辆。

4 月份到 11 月份之间的这段时间，整个喷洒车队伍都要接受全面检查。喷洒车长长的、黝黑的传送带会平铺在纽约环卫局修理店的地板上，等待清洁、检查和修复，替换掉损坏的或丢失的螺钉、链条、锚链、保险杠、犁上的马蹄铁或在某一街区划上的刀口。而活塞、犁板（实际上是犁刀）或者半圆环（为支撑犁板提供拱形托力）的问题则需要更高水平的干预修缮，和车子遭遇严重结构损伤的情况一样。和我同来的一位环卫工就折断了他所驾驶喷洒车三个车轴中的两个，当他撞向高速公路新泽西路段护栏的时候。当时他正在除雪，这是他经历的第一个冬天。这辆喷洒车被拖去环卫局设在皇后区巨大的中心维修店进行修理。这份事故报告中枯燥的语言隐藏不住质疑的口吻，因为这辆车几乎完全损坏，而戴夫，那个环卫工却毫发无伤。

戴夫在那晚除雪的时候弄坏了车轴。除雪的任务早在冬季来临前就已安排妥当。街区长官必须提前知晓分开排班的部署，所有劳动力按规定被分为两个 13 小时的轮班，这样当大风暴来袭时人员就能顺利运作。另一个人员安排计划是早在夜犁开始之前街区就酝酿出台的，即任命一个区域的组员在整个冬季里只上夜班。资历深的区域工人有优先选择轮夜班的权利，但并不是所有人都报名应征，因为他们中很多人的排班表已经排到了春天。如果没有足够的员工自愿报名，那么罕见而可怕的反工龄政策将会奏效，资历最浅的工人（比如戴夫），不管他愿意或不愿意（一种说法是被强迫），都会去轮夜班。

有些长官认为，垃圾是对真实除雪工作的调剂和补充，他们相信记录每个环节都是为暴风雪做准备的重要部分，与任何一辆重型设备同等重要，他们并没有错。表格记录了工作时间，记录了这些工作是由谁做的、有怎样的工作条件、为什么要做。它们表明哪些设备正在运营或已经下线，是否是从另一个街区借用的，什么时候回到原车库，什么时候装库储存，什么时候该维修，在哪儿维修，被谁维修。表格告诉我们，谁需为哪次风暴哪个部分的清理工作买单——是纽约环卫局？另一个市政机构？还是美国政府？表格记录了外援劳动力，他们可能是交通部门的雇员、公园的雇员或者环保部门的雇员，也可能是在广播或电视里听到可以来做临时铲雪工捞外快的劳动力，他们一路闲逛来到最近的环卫车库，准备撸起袖子在被暴风雪堵塞的下水道或者被雪掩埋的公交车站大干一场。

这种记录也构成了对谁犯错或者至少谁将承担责任后果的必要描述——不一定总是同一个人——当出问题的时候。这是一项非正式但非常重要的政策，用来"开脱罪责"，对于任何在复杂官僚体制内工作的人，早学会比晚学会明智得多。在暴风雪中，纽约环卫局的书面记录能够将一个或两个人悬挂在耻辱柱上，也能让某位长官或整个车库的人成为英雄。

就像在大多数大型机构一样，总有人比其他人更擅长于精密细致的文书工作。主管的雇员、工头或主管本人，无论是谁，只要精于细节，都会多少赢得同仁的赞许；一位擅于处理文书的人，随着大风暴的来临，会得到相当多的尊敬，有时候也会是临时性的。他们能够为官僚主义能力较弱的人提供有价值的"开脱罪责"的依据（有时会令个人损失很大一笔奖金），从而拯救那些在文书面前犯难的同事们于悔恨和懊恼。

环卫工人无需太过担心与雪相关的文书工作。当他们开始工作，第一项与雪相关的职责就是评估雨雪状况的严重性。这已经编入了他们的《安全培训》教程，老师的解释非常直白。"下雪的时候，"老师告诉我们，"就是环卫局欠你们的时候。"老师知道我们并不理解他在说什么，直到我们的新事业遭遇第一场真正的暴风雪时，才理解到这一真谛。

培训包括《雪的教学》。这听起来相当宏伟，犹如新员工在模拟间里学习操作一辆满载的喷洒车如何在暴风雪中逆行登上一座陡峭的山峰，轴承被调至最大的覆盖面，日常交通的挑战、穿梭的行人和糟糕的能见度都为这项任务增加了悬念（这是这座城市山区地带的真实场景，布朗克斯的某些街区也会出现，但只有具备相当经验和磐石般坚定信心的资深环卫工才能做到）。

真正的课程并没有那么充满想象力。新晋员工在进入迎战暴雪的战壕时，会被布置一些任务，这也是他们需要掌握的，比如怎样用犁给车"包装"。犁板平放在 Hi-Lo（外行人叫铲车）的尖端上，移至车的前方，然后抬高到犁的千斤顶上，从车的出气口伸出来。理想情况下，千斤顶能轻易嵌入犁板的支撑阀中，凿子是用雪橇灵巧地锤炼而成并归位。特别是到隆冬时节，千斤顶的零件布满凹痕，凿子轻飘飘地缠绕配件，给犁安上装置就成了一场奋战。或许接这个活儿的员工移动得稍微快些，或者由于之前连续工作超过 40 多天（没有休息的记录），思维不如以前敏锐，或者他经验不足以错误的角度抬起犁板，或者他把犁板举至 Hi-Lo 上时没有放平，于是他不得不返回并重新开始。总之给一组车辆装上犁的过程要花费许多时间。

轮胎链也会给他们带来挑战。暖和的月份，它们被整齐的保管、安放，但在冬天，当他们一周好几次频繁地在车辆上被套上又脱下时，最终就会变成一堆纠缠不清的链条结。有经验的工人能够看着一堆轮胎链，用几个动作就解开最混淆复杂的死结。他看上去就像有透视眼的特异功能，但其实他是在认真研判交错的链条钩上打的结，弄清楚如何绕过哪一端、要穿过哪个部分。

解开的链条被环绕在车辆的外部车胎后面，并用两根弹簧索固定住，第二根轮胎链以大约 45 度的角度缠绕在第一根链条的中部。链条本身不能系得太紧，否则会割裂踏板，但也不能有任何松动，以防止链条断开或飞出车内。我们老师对这一危险的警告非常形象，听起来就好像这链条是一个邪恶的女巫，渴望挣脱车轮的束缚、飞出车外、绞死不幸的路人。

普通的垃圾回收车就是这种类型的车辆，一旦垃圾回收车装上了雪犁和防滑链，它就是一个完全不同的庞然大物了；它的宽度、重量、旋转半径以及整体操作性都发生了变化。在温暖的秋夜，遛狗的人和其他夜行的纽约人惊讶地看到装有犁的垃圾车和喷洒车在静谧的街道缓缓前行，看到一个新手（也许新转来的工人）和谐而熟练地操作着设备，熟悉着犁行、施盐的路线，然而冬天还远远没有来临。

当然，就算是这样，对于实际操作来说，这些准备还不够。真正的除雪训练只有通过忍受多个季节"夜犁"的吊索和冰锥才能体验。在冬天，这项工作变得更加困难，也更激动人心。

特别是在大暴雪刚来的几个小时，士气很高。工头们边检查犁地路线，边互相高声谈话，主管在除雪办公室的电话里喊出命令，却并不考虑他的街区需要什么；车库职工在另外的电话里恳求区域的某人白天派遣更多人手，此时，车库不能承受人手缺乏。所有的队伍都被召集；有人埋怨取消休假、事假和原计划安排，但这项工作就是我们被签约雇佣的缘由所在，并且它并不是没有回报。走向我们的卡车，与我同伴的环卫工轻拍彼此的后背。"下的雪不是白色，"他们笑着，"下的是绿色啊！"他们带上装有咖啡的热水瓶，不忘打开收音机的广播，这样，他们就能在无穷无尽的除雪工作中倾听音乐了。

无穷无尽的除雪。环卫工作是危险的，但把雪推离路面，这看上去简单的工作也有其特殊的危险性。晚上在荒凉的高速公路或空无一人的大道上，伴着雨刷催人入睡的节奏、雪犁剐蹭的声音、左右急转弯造成的不规则雪痕，直直的对着挡风玻璃，消失在暗淡的黑夜中，一小时……又一小时……工人们常常发现自己会坠入一种催眠状态，慢慢倒在方向盘上昏昏睡去。

直到在某个不知名的地方，一个爆炸像猎枪的冲击波直冲向脑袋边儿上，卡车弹跳起来，砰砰声回荡，环卫工突然变得非常清醒。这个噪音太猛烈、太让人吃惊，以至于环卫工已经磕断了牙齿或咬掉了一小块自己的舌头。如果新员工事前没有被警告，没有预测到这些，他可能认为卡车的某个部分自爆了，但其实没那么戏剧化。他只是绊到了犁。

由于犁行进在街道凹凸不平的路面上，所以总会出点状况，比如在千斤顶中间的力量使汽车突然弹跳起来。如果当汽车运动时，犁的底部卡住了微微从路面翘起的水道窨井盖的边缘，汽车向前的动能会推动犁刀的顶部前倾，而刀刃的底部会被轧住。几秒的时间，不管卡住的是什么，当犁顶部的压力迫使犁的底部脱落，巨大的压力就会释放出来，伴随震耳欲聋的轰鸣声，同时，汽车也开始不停摇晃。这整个相互作用的过程发生得太快，以至于驾驶员根本没有时间去预测，尤其是如果他已经被层层积雪催眠得昏昏欲睡。

* * *

也有其他方式会在犁上经历一次近乎灾难的体验。工作多年但驾驶经验贫乏的工人可能会认为铲雪是一项折磨人的考验，就像一位扫帚工发现自己被派去在山区的街道驾驶喷洒车，并且远离自己的街区。由于他是在喷洒车里，他带上了环卫局的收音机，但听广播并没有令他满意。

"救我……！"他收听的第一条讯息，轻柔而哀怨的声音，令人惊心。"我是扫帚车操作员。我在喷洒车上……"他说出自己的名字和位置，然后颤抖着深深地吸了口气。"……我不该被派来这个我不知道的地方开喷洒车，没有人帮我！没有人监管！孤身一人！我做不到……！"他奋力忍住哭泣。

收音机全年为环卫局监管级别的员工提供声音背景，不管是在街道还是在车库，但是下雪的时候，收音机就会处于连续卡嗒卡嗒的爆裂声中。每次通话开始和结束都伴随着一阵急促的哔哔声；在暴风雪鼎盛的时候，收音机的声音听上去就像《星际大战》中机器人 R2-D2 在评价他们的言行，不管是区域长官、除雪主管、街区主管、监管员还是除雪工，不管他们是大声汇报路况和故障地段，改变路线，把设备从一个街区送到另一个街区，或者是尽最大努力在环卫委员的眼疾手快和快言快语前完成任务。

在任何风暴期间，电波的声音都传遍了整座城市。"一车去皇后西区一号，你会在阿斯托利亚大道与 21 大道看到道路结冰！""一车去斯塔顿岛三区，你马上要错过高速公路了！""一车去布朗克斯 12 区，为什么我看不到车箱上的盐？"约翰·多尔蒂以其无休止的批评著称，这使得几天后的一场二月大雪的情境听起来更加叫人吃惊。"一车去曼哈顿一区：你在华尔街干的漂亮，厉害。回家后好好休息，你值得的。"环卫局在整个曼哈顿地区的电波系统陷入沉默。我想这个区所有的长官都瞠目结舌，不敢相信——直到一个匿名的男扮女的声音充斥在电波里，略带讽刺的说，"哎呀乖乖，厉害！"

那位在山区街道的扫帚车操作员也在这个电波频率上，所有在那个区工作的环卫工以及下曼哈顿区的总部人员都在这个电波频率上。上百人听到他说的话。就像环卫委员评价 M1 车库的人厉害，这位扫帚车操作员的诉求也引发了一小会儿茫然的沉默。我想知道他期待怎样的答复。停顿之后，常规的电波噪音又回来了，就像这个可怜的男孩从未说过话一样。我希望他只是需要一个发泄的瞬间，现在他感觉好多了，可是半小时过去，他又出现在广播中。

"求求你……"他的声音更加微弱。"我在打滑。我的喷洒车，在山上。我做不到。求求你，有没有人帮帮我……"在他的第一条讯息发布之后电话就立刻打过来了，他的主管已经被派来和他一起共事，但是在这位工头到来之前，这位扫帚工还在发送他最后一条哀伤的讯息，"……有没有人听到……？"他似乎在哭泣，"……有人吗……？"

他没有减轻铲雪的义务，但他肯定通过广播减轻了焦虑。

* * *

这位环卫工的可怜遭遇，我感同身受，但不是所有的铲雪经历都那么紧张。在一场短促而草率的 12 月风暴中，环卫局进入了战斗模式，我被派往布朗克斯河公园大道地区参与串联犁车的铲雪工作。我们进入北边的入口，然后四散开来。第一辆车盘踞在紧挨着远处的左边护栏，车上的犁——和我们所有的犁一样——角度调到了右边。第二辆车的左前轮就停在第一辆车右后轮的后面。第三辆车的犁也同样排列在第二辆车的后面。我在第四辆车上；在我之后靠着右边护栏的是最后一辆车。液流倾倒车在高速路的中间跟着我们，它的车轴设置成最大的辐射面积，往周围的三条小道上都喷洒了一层盐粒。带领我们的是一位我不认识的年轻工头，街区主管则驾驶一辆车走在我们的侧边、前面和后面。

整个世界都染上了灰色、棕色和沾满烟灰的白色。我们的防滑链持续发出吱呀吱呀的声音，就像 20 世纪 50 年代圣诞节小调的前奏，我长长的挡风玻璃上的雨刷开合自如，一起发出啪啪的声音，一遍遍地歌颂和哀鸣。

我们前方路面的污水积得很深。第一个犁将车尾急流喷射到第二个犁的路线上；第二个犁的尾部更长一点。第三个犁制造了一个比车还高的漩涡，于是，我陷入了一个更大、更夸张的水波里，而最后一个犁把水波喷到了右边的道路护栏外。我们是一股强有力的力量，清理一切横在我们面前的障碍。也许上帝在许多年前就是运用看不见的串联犁车帮助摩西分开红海的。

我们不能阻塞交通——那是一个工作日的早上，不到八点钟，并且这里是主要的通勤线路——但是我们控制了这条道路。开在我们后面或旁边的车辆暂时被困住。偶尔，我们的两辆卡车之间空出了一个缺口，一位驾驶员试图飞掠而过，但要穿过整个五人团，就必须迅速驶过左侧令人晕眩的泥墙，那是从犁上滚落的稀泥形成的。我对这种勇气印象深刻，也感叹于他们试图这样做的愚蠢。出口匝道上的汽车没有预料到我们的存在，就算他们意识到了也不能移动。那海啸般的大浪从最后一辆犁车上落下，那声音就像低沉的机关枪击中旁边的汽车，一辆辆汽车战栗不已，就像落汤鸡想要甩掉身上的水。

就在转向之际，我们跟着工头离开出口，把车停在街边，爬下驾驶室伸展胳膊，然后听着工头鼓舞士气的讲话。我猜想这是他进入新职位以来遇到的第一次风暴。尽管他个头不高，但充满激情。

"你们要使出吃奶的劲儿！"他用拳头击打自己的掌心。"后面跟紧点儿，你们之间要留出空儿来！我们拿下了混蛋高速路！

你们要拿下这操蛋的暴风雪，我们拿下它，这里他娘的就是我们的地盘了！"为了与我共事的姐妹们，我应该拒绝这种污秽言论，但是我站在小小队伍的后面，帽檐低垂，低头不语。考虑到这位工头还年轻，于是我强忍笑容。我们朝着南边的布朗克斯河重整队伍，我们的确需要使出吃奶的劲儿了，就像我们在北边做到的那样。

雪中忙碌

19 世纪末，纽约遭遇了一场暴风雪，这场暴风雪改写了这座城市的未来。1888 年 3 月 10 日，那是一个周六，城里的气温到了 50 华氏度（10 摄氏度），番红花的芽破土而出，似乎是在确认冬季终于结束了。周日下午来了一场雨，但天气比前一天更加暖和了。在那个时代，任何想要查看当地天气预报的人，都会预测工作周的前几天气温稍显凉爽，天空晴朗无云。

当这座城市还在享受温暖舒适的周末时，横贯五大湖的低压系统，部分冷锋已经从加拿大南下到了德克萨斯，继续向东部快速移动。另一部分覆盖墨西哥湾的低压湿润区域也向东移，之后这个来自南方的天气系统到达亚特兰大，顺势左转，登临海岸。当来自中西部的冷锋遇到来自南部的冷锋，气象上两个势均力敌的阵营汇合成一股力量。他们结合了温暖空气、寒冷空气、气旋风以及一个巨大的低压槽。一个新的更大的风暴向北进发，直到遇上横跨加拿大沿海各省的一个反向高压地带。

它一抵达海湾就立马被围困，于是整个天气系统在此停滞了。[15]

海湾是曲线，随着海岸线弯曲。纽约海湾是一个近乎完美的直角，向着界定纽约港入口的东部海岸弯曲。它的纵轴是泽西海岸的南北海岸线，横轴是长岛的南侧，高高抬起的东面像康康舞者抬起的腿。当即将来到海岸的天气侵袭纽约海湾，可以想象出很多有趣的假设。比如，天气系统可以停止移动，从而威力变得更强。想想一辆被堵住的汽车发动机高速旋转，每秒转速越来越快的情景。

当纽约人周末晚上进入梦乡时，天气还很温和，下着小雨。但是到了周一凌晨的几个小时，气温骤降，雨滴变成了厚厚的白毛大雪，凶猛的疾风在大道上咆哮，整个世界就此改变。大雪持续而沉重地落下，从早上到整个白天。这座城市以及整个东北部的火车直接在轨道上停下来；一些火车其实是被大雪给掩埋了。几十艘船搁浅或沉没。周一早上成功抵达上班地点的人们，下班的时候都无法回家了；有人因为试图回家而失去了生命。电报、电话和电线完全无法运行。食物供应量已经低到了可怕的红线。直到周三晚间，暴风雪势头稍减，地上已经落下了厚达三英尺的积雪，风力达到了每小时 80 英里，把街面上的积雪吹到了大楼的二层上。整个纽约已经瘫痪，并且孤立无援。至少 200 人，或许高达 400 人在大雪中丧生。[16]

这场暴风雪是一次惨痛的教训。通信线路和电线缠绕成网状，立在街道上空，已经成为多年的隐患，而它们在这次暴风雪中的一败涂地成为了将其移至地下的决定性因素。[17] 城市的高架铁路在风雪中表现得一无是处后，此前不成功的一项建议铁路轨道建在地下的提案，终于得到了真正的关注。于是，接下来的几周，这座城市将自己的地下挖空。于是负责街道清理的市政系统长期人员不足的情况，不论是清理积雪还是垃圾，都变得更加明显，令人痛心。正是因为街道清洁部清理暴风雪余波过程中人员严重不足，乔治·华林才能在六年之后对街道清洁部进行大刀阔斧、翻天覆地的改革。

* * *

1888 年的暴风雪太过著名，以至于在一百年以后，还有纪念活动来铭记那个时刻，从而鼓舞这座城市在基础建设上的不断完善。而衡量这次暴风雪的政治影响，就很难得出一个类似的乐观结果了。在那种政治语境下，雪不是中立的就是负面的。当环卫局的反应符合公众期待时，不管是回应一次短暂的狂风还是一次历史性的暴风雪，感谢之词都寥寥无几，辛勤的工作也都被大量遗忘了。而当环卫局出勤人员匮乏时，造成的影响就是毁灭性的。当时的纽约市长约翰·林赛失去了党内连任的提名资格，部分原因就是他在处理 1969 年暴风雪余波时不得人心。

对于所有方面出现的问题，现在都已经有了明确的描述，但这一描述首先要从天气预报开始。2 月 9 日，周日，国家气象局预测天气由大风转小雨，但事实是大风变成了大雪，并且持续多日。直到暴风雪停下来，纽约的积雪已有 15 英寸深了，这是八年来积雪最深的记录。

环卫最近成为了环境保护协会工作的一部分，这是一个新的市政超级机构，旨在促进更有效率的市政官僚体系。这个机构的主席，其职责应该是命令纽约环卫局对暴风雨作出迅速反应，但他出城了，没有人能联系得上，也没有人知道谁能在他的办公室打这个电话。[18] 即便环卫局已经迅速投入工作，但百分之四十的除雪设备还没有被启用，也有关于人员操作不规范的指控。市长对环卫工去年争取利益诉求的罢工毫无同情心，于是有些人揣测这场暴风雪就是他们实施报复的机会。

这座城市陷入一片死寂。就连证券交易所也关闭了。六万人连续两天滞留在肯尼迪机场；三人被发现死在机场的停车场。起初 14 人死亡、68 人受伤的死伤统计最终升高为 42 人死亡、288 人受伤。挖掘工作一旦最终启动，就会是缓慢而难以协调的。皇后区看上去像被抛弃的空城。当几天后城市的其他地段都恢复如初时，皇后区的积雪还是无人问津，抱怨和民愤愈演愈烈。这也证实了一个猜想，就是市长根本不关心中产阶级和曼哈顿区以外的地方。[19]

林赛花了好几天才意识到，皇后区已经被忽略，而那里的居民急得像热锅上的蚂蚁。为了使局面好转，他决定在受灾最严重的社区进行亲善视察，并邀请了一整队新闻媒体随行报道。当他到达受灾最严重的街区，他的豪车被雪挡住了去路，于是他换乘了一辆四轮车。然后他又被路上纽约环卫局的三个雪犁给堵住了，雪犁被路上漂着的杂物卡住了。他继续步行，媒体对积雪是如何毁掉他昂贵的休闲鞋进行了有效的观察。不论他走到哪里，皇后区沿途的人们都开始起哄和喝倒彩（"当时有许多很好的建议，提醒我自己该怎么做，"林赛多年以后回忆道，"当时还有好些关于我祖先血统的吸引人的猜测。"[20]）。作为最后的收尾，当晚，每家电视台都在全国新闻中播报了这整场大惨败。

在下一届选举中，共和党没有选择他作为候选人。他还是获得了第二次连任，但拿的是自由党派团体的选票。这场所谓"林赛风暴"教会这个国家的市长们，不重视下雪天是多么愚蠢，这道理永远不变。可四十年之后，这些教训似乎又被遗忘了。

* * *

一个关于雪的广泛误解是，一场暴风雪与下一场相差无异，但每一场都有各自的挑战。清扫街道所需的设备、供给和人员多多少少保持恒定，但是它们的调度始终在变化。有些暴风雪冰冷异常。有的暴风雪携带的湿冷沉淀物比干燥物质更多。经历极度寒冷的天气，迎战冰雪需要各种各样的办法，与之前天气温暖的情况截然不同。

2010年12月，国家气象局预测到一个暴风雪系统将向东北方向移动，大约在圣诞节前后到来，但其轨迹是不规律的，其动力也不明朗。它滑向海岸，起初向内陆移动，然后离开进入海洋上空，接着又回到海岸。如果它在纽约附近着陆，那就会下雪，但雪量不会很大。如果它没有着陆，就会停留在海里将动能耗尽。然而，这迂回前进的天气体系最终到达了纽约海湾，并被一个北部冷锋围堵。就像1888年的暴风雪先例，这场暴风雪驻扎了下来并积蓄着能量。

12月26日，周日，当厚厚的雪花径直落下，环卫局动用全员力量奋起战雪。几个小时里，各区行动都顺畅进行着，但到了下午晚些时候，雪花开始以一小时两英寸的速度快速下落，不久，一小时 55 英里的疾风也加入进来。一开始还是普通的大雪，一会儿就变异成暴风雪和飓风的混合体了。

从那个晚上直到第二天白天，环卫局使出了所有力量来管控这场暴风雪。在这次罕见的行动中，环卫局请求交通部门、公园、警察和环保部门共同加入抗雪战斗。然而并没有起到效果。费城市长已经在周日下午宣布了大雪紧急预警，纽约的市政委员也谈论着也要这样做。麦克·布隆伯格是唯一可以下这一论断的人，但是他不在岗位上，也似乎没有人知道他在哪里。这个决定落在了史蒂芬·戈德史密斯的头上，但他也不在岗；他回到华盛顿的家里过周末了。何况，他看上去也并不太关心。就在纽约经历冰雪连续打击的当下，他唯一与外界的通讯仅仅是一条推特状态。"除雪工作很棒。"他说道。

12 月 27 日，周一，也丝毫不能放松警惕。尽管大雪在逐渐减小，但除雪工们清理街道时，大风总是在几分钟之内就又把雪吹回来，再次将路面掩埋。关于除雪车在雪堆和路边失灵的消息从布鲁克林区、从皇后区、从斯坦顿岛纷纷传来。到了晚上，整个城市有 258 辆环卫局的汽车被卡住。然而，这并不是一个可靠的数字，纽约环卫局并没有系统地跟踪穿越各个区域的设备，在某个单一街区作业的设备也没有办法获得记录。驾驶员就待在失灵的除雪车里，直到救援到来，正如环卫规范要求的那样。但是并没有足够的救援人员能及时抵达到所有人身边，于是一些除雪车驾驶员只好等候 12 个小时或更长时间。被派去救援的工人们，他们的除雪车也会在半路卡住，前两个派去的人都被卡住，就要继续派第三个人前往。仿佛慢动作的连环撞车事故，受困人数滚动增加。

也许纽约市民会设想，环卫局迟早会挽救局面，不论雪多深、风多强。或许在近郊社区限制公共交通的策略就意味着私家车成为了唯一可行的交通方式，于是，出于各种原因，成千上百的人试图驾驶出行，即便他们的街道尚未被清理干净。甚至是当新闻里报道，除雪车、消防车、警车、救护车、牵引拖车和巴士（根据纽约交通运输管理局的数据，超过600辆）都被困在雪里。甚至是当他们看见，有同样想法的邻居，把自己的轿车丢弃在街道中间，阻挡了除雪车。

没有人能够想起，当时环卫局完全对暴风雪失去了控制，街道恢复工作进展缓慢。直到12月28日，星期二，整个街区依然没有清理干净。市长回到纽约，召开新闻发布会。当记者开始提出尖锐问题的时候，他变得不耐烦。"世界末日还没有到来。"他声色俱厉地说，然后补充说大多数纽约人的生活已经回到正轨，人们应该停止抱怨。他建议他们去百老汇看个演出，很难想象出比这更加无情的回应了。许多人已把他认定为，一个忘记了纽约不仅仅是曼哈顿、对这个城市中产阶层漠不关心的富裕精英。他似乎不知道，他的政府是如何彻底搞砸应对暴风雪这件事的，这已经够糟糕了，但他也并不在意。对于还记得1969年"林赛暴风雪"的人们，情况相似得叫人害怕。

看着暴风雪将自己的城市卷入灾难而深深震撼的平民百姓，希望他们的市长给出一个解释，关于到底哪里出问题了，或者至少表现得关心他们的遭遇。他们想要相信，布隆伯格的政府是称职的，尽管证据指向了反面。而当他用斥责将大家解散时，纽约人很不高兴。

焦点转向了史蒂芬·戈德史密斯。暴风雪需要认真的、可执行的实时反应——为什么执行副市长不在现场？特别是当市长擅离职守的时候，他为什么不在现场指挥工作？似乎他在担任印第安纳波利斯市市长的时候，就已经搞砸过一次应对暴风雪的行动。谁知道是从什么时候起，他被指派在纽约负责这些事务的？在暴风雪过去的第一个星期二，那时纽约还完全没有回归正常，而他在推特状态上的语气就像是在发布餐厅许可证——不论怎么说，难道他这么无知？（"暴君尼禄会喜欢这个人。"迈克尔·达利在《每日新闻》上说。[21]）他在几个月之前命令在环卫局内实行降级的规定又是怎么回事？难道降级没有让问题变得更糟吗？

在一段时间里，被困的纽约环卫局卡车引起了来自行人的关注，他们用录像机和手机拍到了工人们睡觉、喝咖啡或者无所顾忌地下车闲逛的照片。这看起来好像是环卫工人在集体给纽约市竖中指（即使他们实际是在遵守命令，也可能会让事情变得更糟）。人们希望找到替罪羊，在许多街道仍有待清理的时候，那些在除雪车上睡觉、在邓肯甜甜圈店喝咖啡的环卫工似乎就成了最佳候选人。

接着丹尼尔·哈洛伦，一位来自皇后区的议员，提供了助推这一想法的素材。他告诉《纽约邮报》，有来自交通局的三名环卫工和两位主管已经向他坦白，纽约环卫局的工头已经下命令让他们不要除雪、放缓除雪、或者跳过整个路线。这些线索来源恐怕是要告诉哈洛伦，工头们对降职的决定不满，于是想要苛刻地对待这座城市。这一指控登上了全国的新闻头条。全城的环卫人员在报道中被诅咒、侮辱和威胁。纽约市议会在一月初组织了一次听证会，决心弄明白到底是哪里出了问题。听证会持续了一整天，直到晚上。史蒂芬·戈德史密斯和约翰·多尔蒂在听证会现场，很长一段时间都坐立不安。

如果哈洛伦的指控是真的，那就意味着这座城市的雇员触犯了法律。调查部门发布了一份正式的调查函。调查人员花费 6 个月的时间与超过 150 名目击者对话，一小时连着一小时地审查遍布城市的监控摄像机里拍到的片子，查阅电子邮件、研究照片，咨询各个门类的市检察官。当调查人员采访到据称是向哈洛伦透露环卫局不端行为的那位交通局长官时，他矢口否认曾经说过这件事。调查局也想与议员哈洛伦提到的与他谈话的那位环卫工对质，但当追问哈洛伦此人名字的时候，他有所防备。最后他说，由于当事人的保密特权，他不能公开他们，调查局对他的言论半信半疑。

调查结论以 25 页报告的形式于 2011 年 6 月发布。报告直指环卫局内部的几大问题，并勒令其改正。通讯步骤缺乏，没有配备跟踪设备的装置。救援人员没有按照应有标准有效部署。在 12 月 26 日停止向路面喷洒工业盐时没有考虑到暴风雪正在以更猛烈的势头袭击城市的部分地区。

这份报告也包括了对哈洛伦指控的具体研究的描述，并推断这份指控没有任何价值。这个新闻登上了一些当地媒体的平台，但它并没有像当初的指控那样得到头条的待遇。

* * *

环卫局的除雪规定几十年来不断发生微调。多年以来，环卫局在每次暴风雪袭击纽约的时候都出色地完成了任务，但是这次事件揭露了严重的软肋。纽约调查局指出了几个问题，但还有其他问题并未提及。

有关撬起卡车、戴上防滑链、喷洒盐粒或停止撒盐行动、将犁向左或向右转向的命令都来自环卫局总部。但是当暴风雪来临的时候，城市各个地区就不这么办了。例如，一位斯坦顿岛的街区主管可能比他在布朗克斯区的同伴，需要更长的撒盐时间，但是他必须遵守停止撒盐的命令，无论命令何时下达。这种指令结构使得地区长官犯错的风险最小化，但它也阻止了人们做出和执行正确的决定。积累了多年经验、并且对当地十分熟悉的环卫工和长官们对在这块地区什么奏效、什么无用有着最好的认知，但是他们的街头智慧和除雪知识并不总被付诸实践。这是许多大型官僚机构司空见惯的管理手法，也一定程度上反映了当代美国好诉讼的特性。然而，每当这一手法被用于保护某一机构时，实际上就弱化了机构的组织功能。当决策完全集中于中央，自主性和灵活性就无法得到保证，这也许并不符合当时当地的实际情况——并且它总是会打压士气。

约翰·多尔蒂在谈论 2010 年圣诞节暴风雪的时候，仍然畏畏缩缩。他说，这是他职业生涯以来唯一一次感到十分气馁，真的考虑过辞职下台。他真心希望 2011 年冬天来一场大的暴风雪，这样他的部门就可以戴罪立功、扳回一局，然而天气不合时宜地持续温暖。维托·杜索沮丧地意识到，他多年来所培育的对纽约环卫局的善意如此彻底又迅速地消失殆尽。那些因为这场暴风雪而连续工作长达 41 天不休息的环卫工和长官们仍然怏怏不平，因为他们想起了公众是多么迅速地认定自己糟糕无能。几个环卫工人告诉我，如果一位工头曾经在暴风雪期间下发不要除雪的命令，是没有人会听的。环卫人的骄傲涵盖了许多东西，而抗击冰雪是其中最重大的一项。当暴风雪来袭，环卫局的内部员工故意丢盔卸甲、败下阵来，这是说不通的。而公众居然相信他们这样做了，这也一样说不通。

这场暴风雪挫伤了环卫局的名誉，也毁了戈德史密斯的名声。他再也不能穿上管理英雄的斗篷，有言论说市长已经后悔任命他了。当几个月后，戈德史密斯的妻子指控他家庭暴力的时候，布隆伯格让他悄悄地辞职了。接着，媒体发现了他离开的原因。就在他卷铺盖走人的时候，媒体最后给了他重重一击，沉默就此被打破。[22]

慈善互助会

他们在这个月的最后一个周四聚集在皇后区麦斯佩斯的一个活动馆里，用热情的拥抱给予彼此问候。[23] 最热烈的欢迎献给了最近刚刚退休的人们，他们并不算远离工作的日常生活；在持续的欢呼喝彩和友善的肢体接触中，他们开怀大笑，满面红光。几乎所有到场的都是男士。他们的服装选择从体恤衫、牛仔裤换成了休闲外套和西裤，还有人穿着量身定做的西装。过去的时候，屋顶上总会盘旋着一层烟雾，但现在抽烟的人——比过去少多了——他们会在外面享受这个爱好，那里烟雾不会徘徊不散，微弱的雪茄烟气只在他们身后飘散进来。

随着越来越多的人到来，声音也越来越大，空气中传播着各种对话。他们交换着谁有了什么新任务的八卦（"我听说他拿走了皇后东区的卫生纸"），猜测着最近的升职表（"怎么她的分数这么低啊？"）；他们对工作调动摇摇头（"你知道他为什么会离开布朗克斯，对吗？"），询问彼此的家庭情况（"你女儿是不是今年秋天就要上大学了？"）。首长、长官和环卫工们融洽地交往着；当所有人都穿上便服，就很难辨认出级别，但是说话的方式能提供线索。亲密问候像弗兰克，乔伊、罗尼这样的，是平级之间打招呼，或者较高级别的向较低级别打招呼。而较低级别向较高级别，同样的人就会被称为首长或老板。

由于时间接近晚上七点，人们在紧挨的圆桌上找位子坐下。每个桌子上都放了一壶酒。从后面的小厨房里飘来大蒜和橄榄油的诱人香味。西装革履的男士们在屋子前面，他们后面是首尾相连的一组长桌，桌上铺上了白布，并用一个讲台固定住，讲台上放着一只麦克风。他们中的一位轻拍了几下麦克风，屋子安静下来，于是环卫局哥伦比亚联合会每月一次的集会就要开始了。

* * *

大多数公众都认为纽约环卫局的工作是理所当然的，但这种漠视对穿环卫制服的人来说并不是最重要的自我衡量标准。他们对彼此而言可能是英雄，也可能是恶棍，一些人受人尊敬，一些人遭人鄙视，但他们都因一种共同的理念而联合起来：关于这份工作需要什么、这份工作有什么回报、这份工作要拒绝什么，这份工作是如何深刻塑造生活的，他们有共识。

参加哥伦比亚大会的所有人都知道，垃圾太无穷无尽、雨水渗透性太强、环卫局规定太具惩罚性。当人们讲故事的时候提到循环制、凿子和马鞍包，不需要附加任何解释。如果一个人无数次早在日出前的漫漫寒夜中就起床投入工作，驾驶除雪车在被雪堵塞的街道上开始另一个 13 小时的轮班，过去的一天对他来说只是遥远记忆。当他回忆起这一切时默默摇头，但没有人给予同情，这是因为所有听他说的人当时也在那里、做着类似的工作。在这个慈善团体聚会上，没有人忍受着工作时间里被无视的烦恼。相反，人们来到这个聚会，是因为他们知道在这里，至少是被看见、被知晓、被承认的。

在规模和影响力上，哥伦比亚联合会、绿宝石社团和非裔美国人联合会是环卫局最强大的互助团体，但它们只是众多团体中的三个而已。西班牙裔社团、拉丁美洲人联合会、圣名会、亚洲翡翠、施托本（印第安纳州）、普瓦斯基（田纳西州）和犹太圣歌都有虔诚的会员。新晋的两个是环卫局女性联合会和最强兄弟会（也是一个摩托车俱乐部）。任何为这个部门工作的人，都会被欢迎加入任何一个社团，犹太圣歌社团除外。这个社团成员要承担长岛犹太人公墓的墓地清洁工作，因此他们的会员制只对犹太同事开放。[24]

环卫局的慈善团体属于一种自美国建国起就对国家历史至关重要的传统。特别是在革命战争之后，志愿联合会兴盛起来，把人们按照宗教、种族、职业和政治情感组织起来。许多此类团体一开始是作为丧葬团体发展起来的，当受人爱戴的朋友去世时，帮助他们支付骨灰盒和墓地费用，但它们也提供早期形式的失业和医疗保险。经年累月，古老秩序工人联合会、美洲现代伐木工等其他新兴社团也加入了像奇怪的家伙、埃尔克斯、共济会、皮西厄斯骑士这样的老牌团体的行列。这些，反过来成为了今天扶轮社、狮子俱乐部、吉瓦尼斯俱乐部的先驱。[25]

到了19世纪末，美国超过三分之一的成年男子——包括在美国出生的白人、非裔美国人和移民——都属于慈善互助会的成员了。[26] 这些团体，尽管种类多样、数目繁多，但享有同一个目标，那就是"清醒、节俭、节欲、虔诚、勤勉、自制和道德责任"。[27]

在纽约环卫局这样大型多样的机构里，其内部的社团提供了一个小一些的群体选择，这个群体通过清晰且同质化的方式进行自我塑造。互助会反复以各种形式的社会活动向其成员灌输，通过开启社会学家塞西莉亚·里奇韦所说的"现状的共同定义"，就能同时帮助个人和集体。互助会也提供对职业规划的各种有形支持，在他们的会员中培育一种独立、服从、驱动力的意识，而这些正是他们所认为的一个成功环卫职员的素质。[28]

独立意味着，面对令人不适的工作节奏，保持耐心，比如在经验积累之前，随时记得征求他人的意见，或者克制自己对艰苦工作条件的抱怨。服从意味着，遵循环卫局正式的行为准则，当然，这也要求人们遵守不那么正式的社会礼仪，比如，忽视关于工作的成见，以及不要不尊重更高级别的同事。驱动力的明显表现是，愿意参加晋升考试，爬上环卫事业的阶梯，这是社团领导层鼓励所有成员去做的事情。

对于慈善互助会的长者，这些成员证明了自己是富有责任心的，是联合会动态的忠实参与者，他们在团队内部创造了社会资本，也在其他活动中为组织创造了价值。[29] 这些，反过来，加强了团队的力量，指向了互助会的另一个同样重要的追求。特别是对大型社团，内部凝聚力与部门生活中有真正效力的政治权利息息相关。没有过多参与慈善互助会的环卫人员声称，晋升到更高级别基于对社团领导层的请求，这种说法的真假不能确定。然而，互助会至少成为了保证纽约环卫局高级别领导层名义上多样性的守卫者。

* * *

在麦斯佩斯的活动大厅里，轻拍麦克风、示意全场安静的人是哥伦比亚联合会的记录秘书。他介绍自己，然后邀请所有人起立，宣读效忠誓词。在含糊不清的诵读结束、椅子刮擦地板的声音减弱后，他介绍其西装革履的同事们，他们是联合会的其他工作人员，然后将会议议程交由主席，罗恩·科恩。

科恩个头很高，头发秃顶、山羊胡子，戴着一副金属丝镜架的眼镜。他的母亲是意大利人，这满足了该联合会官员的双亲中至少有一位是意大利裔的要求，他家族的许多成员世代都致力于提升意大利裔美国人的形象和地位。他是在意大利社区，和意大利朋友们一起被抚养长大的，多年来，他担任了布鲁克林区弗拉特布什教堂圣母进教之佑节的祭司。1988 年他最初进入环卫局时，就加入了哥伦比亚联合会，然后迅速成为了最活跃的成员之一。联合会的伙伴们赞美科恩，称与他们中的许多人相比，科恩有着更多的民族善意——但是，当他被选举为主席的时候，一些人并不高兴。

乔·思亚诺，科恩的前任，却并不担心。[30]

思亚诺是一位矮小结实、稍微有点儿肥胖的人，手臂有力、胡子灰白。他在布鲁克林区长大，1966 年入伍，曾经在越南服役，1969 年退伍，娶了来自皇后区的妻子，然后参加了各种市政工作的公务员考试，成为了一名管道装配工。他做这份工作有 16 年之久，直到这家公司倒闭。恰好同时，他被环卫局招收。他对纽约环卫局没有特别的兴趣和归属感，但他有家庭要供养。

他对哥伦比亚联合会也没有特别的兴趣和归属感。他应邀来到大会上，是他和他的朋友决定来看看这是干什么的，但只出于一点儿好奇心。"我们就坐在那儿，一整晚都在听，"他回忆道，"然后我们用餐，接着就离开了。"但是他积极参加聚会。过了不久，他被叫去帮忙编写年刊，即一本致敬在环卫局内部被联合会任命为"年度意大利裔美国人"的歌颂集。之后，他就被邀请进入理事会，在那里，他承担了在当地度假村举办的年度团体家庭周的协调工作。

那个时候，涉及领导层的丑闻事件震动了整个组织。当时的主席被赶下台，几个月的谩骂与分裂严重损害了联合会的名誉，也挫伤了人们加入联合会的积极性。

思亚诺同意担任临时主席，6个月后他被正式选为主席。他把重建这个组织作为自己的使命。"我们从基层开始。"他说。他会见来自环卫局其他互助会的高层，开始在社团内修复信任。他刻意改变了每月集会的规矩，亲自站在门口，与进来的人一一打招呼。

"我们有许多亲吻动作。"他阐述道。"第一次发生的时候我就想，'哦，我的天哪，这你妹的在干什么？我要离开这个机构！'但是我吸取了经验。于是我在门口接见你，然后拥抱你，在你脸上亲吻一下，接着我说，'家里怎么样？发生什么了吗？'我想，互敬互爱就是从那儿引出的。当人们说，'嘿，我们去开会吧。'那么，实际上我们的会议就是成功的。"

晚宴舞会也是这样，舞会每年10月在布鲁克林区磨坊盆地的加勒比乡村俱乐部举行（联合会的工作人员是当晚骄傲又担忧的主人，他们穿着黑色的燕尾服，佩戴红色的领结，看上去格外高兴）。许多环卫局的社团都有晚宴舞会，但哥伦比亚联合会的被公认为办得尤其好的。鸡尾酒出了名的种类丰富，晚宴本身也可口诱人。关于晚宴上的致辞，由于"年度意大利裔美国人"奖是当晚颁发的几个奖项中最大的，因此获奖者致辞可以稍微长一点，即便思亚诺在成为主席之前就尽力控制致辞时间（他说，我被叫去主持许多舞会，在联合会组织者"意识到我能阅读、能说话、能嚼口香糖后"）。那一夜一般能吸引多达800人，但还有另一个显示其受欢迎程度的标志。在其他类似的环卫局活动中，一到正式展示结束，乐器就会尽可能快地退出；到甜点端上来的时候，大厅的一半都是空的了。但哥伦比亚联合会的晚宴却不是这样。直到深夜，舞池还挤满了人，尽管参会的许多人第二天早上 6 点就要到岗。

在振兴联合会上，思亚诺的部分灵感来自过去的历史。"你必须意识到，"他解释道，"在过去的日子里，环卫工的工作是意大利人做的。所以，谁有更多的会员呢？是我们。谁得到更多的晋升呢？意大利人。我们的人在很长一段时间内都身居高位，我们的组织因此而壮大。"

当思亚诺卸任，科恩接替他时，思亚诺知道会员中有许多人不希望一个有着犹太人名字的主席，但是他将这种转变视为一次检验。如果这个他帮助振兴的组织真的如他所相信的那样稳固，他就知道这点鸡毛蒜皮的小事儿不足以铸成大错。他说，祝贺那些以退会来抗议的人们，他们终于得到解脱了。

* * *

思亚诺干得很出色。如今，哥伦比亚联合会蒸蒸日上，那些艰难的序曲也早已成为过往云烟。这晚，科恩在会议一开始进行了常规议程。他向人群中的重要人物致以热烈的欢迎——各个级别的首长、环卫局其他慈善互助会的主席、哥伦比亚联合会在其他城市代表处的会员们。[31] 他宣布成立为即将到来的晋升考试而组织的学习小组，并呼吁在联合会高尔夫球比赛中取得良好成绩，从而为库里的贫血症基金会更好地募捐。他提醒听众们，具有地中海血缘的儿童最容易受到这一疾病的伤害，尽管听众们早已知道了这些。

观众们秩序井然地听着，但当科恩开始介绍今晚的嘉宾演讲者时，瞬间被欢呼声和口哨声所淹没。哈利·内斯波利，国际卡车司机协会 831 分支、环卫人联合会的主席，在人群中很知名。他接受着观众们集体起立的热烈欢迎，迈步走向麦克风。

内斯波利从 2003 年开始担任主席，由于联合会建立于 1956 年，所以他仅仅是第四任。[32] 他身材魁梧，满头银发，宽阔的肩膀，举止流露出他曾经半职业足球生涯的风采。他在帕克坡长大，那个时候，布鲁克林社区是装卸工人和滨海工人的居所。他的口音和说话的方式听起来，比他本人更像好莱坞理念中的蓝领工人，而他是近些年城市历史中最精明的工人领袖之一。2008 年，他的谈判技巧和战术智慧助其成为了市政劳工委员会的负责人，这个组织代表了纽约市政工会将近 50 万成员的利益，在纽约政界有着相当大的影响力。

环卫局高层对内斯波利很尊敬，环卫工人对他很崇拜。在与城市有关部门的谈判中，内斯波利赢得了可靠的契约合同，其中补充了环卫工人可以获得死亡抚恤和心肺劳动补助的特别条款。这些福利，城市其他制服序列的人员早已享有，但有关部门却忽略了环卫工人，逃避了环卫先驱孜孜以求的夙愿。当掌声逐渐消失，内斯波利简要回溯了这些努力，然后很快把话题转向了他真正想表达的信息。

即便没人知道内斯波利是今晚的嘉宾，即便是另一个人站在他们的前面，所有观众也都知道今晚他将听到什么。这是他们来到这次聚会的原因之一。

在所有的慈善团体，每一位嘉宾演讲人、每一位协会或社团的长官，甚至是喝得有些醉醺醺的、聚会正式环节结束后在麦克风前即兴发言的临时会员，他们说的都是同一个主题：要感到自豪。你收集垃圾，并不意味着你就是垃圾。你做的事情是重要的。你做的事情是关系重大的。你做的事情是艰苦的而危险的，并且对这座城市的幸福安康有着绝对的基础性作用。不要在意公众忽视你甚至藐视你。看看你为家庭做出的贡献，看看由你抚养的孩子，看看你所供养的家。请对你的工作充满自豪感，支持你的互助组织，支持你的工会。长官和首长们不会忘记你是从哪儿来的。请记住这个屋子里的所有人都是从街道起步的。支持彼此。要感到自豪。

慈善互助会能够减轻工人的压力，这种压力不仅来自乖戾公众的诅咒，也有另一种来源的诋毁：这份工作最刺耳的批评有时来自部门内部。嘲讽通常始于对无知的控告，但这些控告可能仅仅是对一份冗长诽谤的断章取义。

许多环卫工认为，工头是一群懒惰的饭桶，主管是无情无义的，区域长官助理不过是一群穿着夹克的垃圾工（在纽约环卫局内部，对"垃圾工"和环卫工有着清晰的区分，"垃圾工"意味着对个人道德、人格的否定），街区长官根本不了解街道，三星长官早就忘了他们是从哪儿来的（即最不了解的首先是工作本身），而任何比这些官衔更高的人不是溜须拍马、跻身高位就是因为社团的裙带关系而得到晋升。

类似刻薄的评论能从批判员工转到批判行政管理系统，根据高于或低于批判对象而转换语气。环卫工人对身居高位的所有人最大的评判就是"爱哭鬼"，工头和主管也不能从一星长官、二星长官、三星长官、四星长官的类似评价中免疫。甚至环卫局副委员有时也对低阶的长官恶语相向。然而，两种最严重的羞辱来自阶层最底端的人群。

第一种是关于知识的言论。如果某个人不熟悉街道，他就不了解这份工作。"他没有时间"意味着这个被讨论的人在岗位上待得不够久，没有学到任何值得了解的东西。我曾听到这句话被用在一个只干了几个月的人和一个干了 15 年的人身上；当然说这话的人，总是比他批判的那个倒霉蛋工作的时间要久。不然，情况就会是，一位环卫工领到任务，前往街道，他已工作多年，却仍然被那些对自己的工作需求一无所知的人唤作"无知"。

第二种羞辱指向归属感，专用于那些已经升职的人身上。如果一个人忘记了他是从哪里来的，就表明了自己的不忠诚。这种羞辱对工头而言，尤为严厉，因为他们刚刚从街道迈步才升了一级。

当我听到一位环卫工在与另一位环卫工互相羞辱、不依不饶时，我就渴望有一晚能加入任何一个互助会。至少在某个夜晚，呼朋唤友，美酒相伴——并且，在哥伦比亚联合会的聚会上，有纽约最可口的意大利食物——那里有着远离冰冷、残酷世界的避难所，就算纽约环卫局本身就是这样一个世界。

尾声：别人

霍默·辛普森在和春田镇的环卫局委员雷·帕特森大吵一架后，决定竞选环卫委员公职，但他需要一个竞选口号。

"好好想想，"他的朋友穆尔催促道，"提出一个能吸引这里所有懒汉的口号。"

"哦，不能让别人做吗？"霍默发着牢骚。

"'不能让别人做'！太完美了！"穆尔喜出望外。"快出去，把这个讯息告诉人们！"

霍默组织了一次集会。他问向人群，"你们是怎么评估这座城市的垃圾服务的？"

"我认为它棒极了。"一个声音回应道。

"但是，"霍默继续说，"难道你们没有因为早早醒来，把垃圾拖到路边而感到厌倦吗？"

"太讨厌……"人群低声抱怨，"……在早上……"

霍默兴致盎然地回归他的主题。"难道你们没有因为，要从垃圾桶底部，剥离最后一张沾满鼻涕的舒洁纸巾而感到厌倦吗？"

"说的对！"另一个声音响起。

"好啊，那么——不能让别人做吗？"

"耶！"人群开始理解了。

"不能让别人掏出那些脏兮兮的垃圾吗？"

"耶！！"

"好啊，雷·帕特森认为你们应该做这个！宠物在我们的房子里拉屎，而我们要把它捡起来！我们是不是已经输掉了这场战役？这不是美国！这连墨西哥都算不上！"霍默把人群带入疯狂。"难道你们不认为，你们比最好的还要好吗？谁该来负责你们的脏活？"

"别人！别人！"这话语响亮而持久。

他已经找到了竞选口号和宣传机遇。他将在与帕特森的辩论中锁定胜利，他将取代那位被四面围攻的委员。

"哦，得了吧！"帕特森嘲笑道，"这个人承诺 24 小时垃圾清洁。这根本做不到。"

"只要我们雇佣更多的人，"霍默叫嚣，"我的人将承担你们所有乱七八糟的工作！他们会给你们洗车、给你们擦澡，疏通你们发臭的空气！"

"如果你们愿意相信，垃圾工会清理你们的下水道、给你们洗车这些疯狂的承诺，"帕特森用厌恶的口吻说，"那就千方百计地给这个低级庸俗的疯子投票吧。"

选举结束后，报纸头条上宣布霍默以压倒性的优势赢得了选举。"'疯狂的承诺'是关键。"副标题解释道。[1]

* * *

霍默被称为"垃圾大力神"，但其实他还是原来的自己——荒谬的是，我们一定程度上揭露了我们自己的荒谬。诚然，我们希望别人来处理我们的杂事儿，宁可像春田镇的环卫工那样：长相粗犷的男人，穿着沾染污秽的制服，嘴上叼着香烟，操着纯正的布鲁克林口音，时间大约是在 1954 年。这是"垃圾工"的经典形象，但我在工作中遇到的、与之有任何相像之处的工人，都会受到来自同事们的嘲笑。他们被告知不要装腔作势。尽管真正的环卫工人并不能在卡通片里识别出自己，但刻板印象仍然存在着。这是关于环卫工人的一种无形的东西，只有在出现差错的时候，才会被大多数人注意到。[2]

纽约环卫工在 1968 年二月，曾连续九天走上街头开展罢工游行。罢工没有持续更久，因为大量污秽的垃圾充斥着每个社区，垃圾堆倾倒散发出的恶臭和腐烂的食物残骸铺满了人行道和交通干道。纽约各行各业的市政雇员们在那个时期继续罢工，但是只有环卫工得到特别的恶名。也许是因为突然之间如洪水猛兽般的垃圾，[3] 但也许也是因为，他们要求的不仅仅是更高的薪水和更短的工作时间。他们再也不愿容忍设备上失灵的开关、丢失的灯泡、下垂的车门，电线安装得乱七八糟以至于垃圾车有时突然开始冒火焰，而工人就坐在里面，或者爬满老鼠的肮脏卫生间，或者摇摇欲坠的设备陈列在第三手的设施里（储物柜太过陈旧，被纽约警察局的片警撞得不像样子，却又传到了纽约环卫局里使用）。[4]

当环卫工人罢工的时候，他们逼迫整个城市正眼看看自己。那个之前提到的"别人"正挺直腰板站在那里，要求人们承认自己是坦率的、真正活着的人。孟菲斯的环卫工们在其后的罢工中，也生动表达了同样的情绪，他们举着横幅，上面写着，

"我是人"。他们遭遇了比纽约同胞更强劲的抵制。[5]

　　米尔勒·拉德曼·尤克里斯回忆了一个她在"触摸环卫"仪式上听到的故事。由于仪式的需要，她见到了一位环卫工，与他握手，并感谢他帮助纽约保持生机；作为回报，他向她讲述了自己在收集垃圾时的一段时光。"我们在布鲁克林区。那会儿温度已经超过90华氏度（32摄氏度）了，空气潮湿，我们都非常疲惫。"他回忆道，"我们卸下了一位女士的垃圾，把它搬到垃圾车里，然后在她的门廊阶梯上坐了几分钟。她打开门，对我们说，'快从这儿滚开，臭烘烘的垃圾工。我不想你们黏在我的门廊上。'17年来有句话如鲠在喉，今天你将它彻底抹灭了。"然后，他望着我，轻轻问道："你记得这件事儿吗？"[6]

　　他的提问为1984年一部叫"清除污名"的行为艺术作品提供了灵感。尤克里斯给环卫局的所有雇员发去了信息，请他们告诉自己环卫工人多年来承受的所有污名。于是，她收到了成百上千的回复。她将这些收集到的污名画在了一个75英尺高的平板玻璃幕墙上，立于曼哈顿艺术馆前面，然后建起一座两层高的脚手架，所有的污名都触手可及，她还在艺术馆的入口重建了那位女士的门廊。[7]随后，她邀请了这座城市各行各业的190人——政府官员、政客、艺术家、教授、银行家，运动员——来洗刷掉这些污名。

　　活动当天，街道被封锁，座椅被安放，参与者被分成了九个队伍，尤克里斯示意他们开始。于是，有人擦洗着脚手架的上层，有人从地下开始擦，观众们注视着，环卫工人也在人群中观看，那些污名慢慢地被刷洗掉。

就是这个简单的动作，成就了一场意义重大的声明。"就像纽约环卫局为我们刷洗掉这个城市的污垢一样——我们依赖于环卫工人为我们做这项工作——他们在街道上被谩骂的污名，也应该由我们来洗刷掉。"尤克里斯解释道，"这是我们的工作，不是他们的。"

* * *

正当我们学习这项工作，并教授他人做这份工作的同时，请记住：我们深深地依赖着那些身姿优美的环卫先锋们，他们昂首挺立在我们的生活与令人不知所措的垃圾洪流之间。一个寒冬的早上，我的一位同事在繁重的工作中简洁明快地解释了这一点。"如果你幸运，"他将一个宽大的垃圾袋扔进料斗。"你可以一辈子不需要呼叫警察。"他拉开手柄，料斗的叶片抽动起来。"你可以一辈子不呼叫消防员。"叶片在垃圾下翻转着，机械发出沉闷的轰鸣声，"但是你每一天都需要环卫工。"

致　谢

　　我最深的感谢和敬意要献给纽约市环卫局的兄弟姐妹们。他们的智慧、勇气和奉献，的的确确让这个城市保持着生机。他们也发自内心的大方慷慨。在每个区，在每间车库、办公室、维修点、教室和区段站，在垃圾车后、扫帚车内、大马路上，在风雪和高温里、在白天路线和夜间轮班中，在工会大厅、社团大会、退休聚会和户外烧烤时，不管他们是退休的还是新来的，是义务的还是在编的，都用耐心和好脾气来欢迎我，然后教我环卫工如何工作、如何生活。我希望这本书能鼓舞更广泛的人群，来更好地理解并更充分地感念他们所做的工作、为什么他们的工作如此重要以及要想做好这份工作需要付出怎样的代价。

　　我要永远感谢环卫局委员约翰·多尔蒂，因为他的欢迎、他的鼓励和他分享的许多故事。同时我也要感谢公共信息和社区事务副委员维托·杜索，他为我开启了纽约环卫局的大门，从我们的第一次谈话起就给予了我坚定的支持。

　　纽约大学德拉普计划的罗伯特·迪米特、拉瑞莎·凯泽和乔治亚·洛维，无论在什么情况下，他们都守住了堡垒；没有他们，这本书不可能存在。诚挚的感谢还要献给纽约大学的许多人：布鲁斯·阿特舒勒、约翰·贝克汉姆、詹姆斯·德维特、迪克·弗利、菲尔·弗曼斯基、海蒂·盖斯马尔、法耶·金斯伯格、乔·胡里亚诺、大卫·卢德伦、萨曼莎·麦克布莱德、格温妮丝·马林、艾米丽·马丁、物质文化研究组、诺亚·麦克莱恩、哈维·莫乐奇、弗莱德·迈尔斯、乔尔·奥本海姆、安·佩莱格里尼、大卫·波塔什、马修·圣提罗科、马尔·森普尔、凯特·斯丁普森和凯西·塔瓦契亚。

我感激朋友、学生和同事，不管距离远近：史蒂芬·克里斯多夫·阿利、泰德·贝斯特、诺曼·布劳维尔、詹姆斯·博内特、凯瑟琳·伯恩斯、艾利克斯·卡尔普、克莱尔·塞萨里奥、玛丽·马歇尔·克拉克、罗伯特·科里根、丽萨·多达、米奇·唐艾尔、布莱恩·弗格森、阿曼达·福尔蒂尼、埃里克·弗里德曼、伊拉·格拉斯、阿里·汉德尔、萨拉·希尔、蒂娜·凯利、比尔·科恩布鲁姆、马克思·里波朗、瑟莎·洛、詹姆斯·罗功、莉莎·麦卡利斯特、凯特·麦卡弗利、利兹·麦克伊纳内、马丁·梅洛西、本·米勒、迈克尔·米斯切尼、里克·穆勒、帕蒂·欧图尔、杰森·普利斯、苏白、萨马尔·坎迪尔、路易丝奎尔、比尔·拉加、埃琳娜·雷斯尼克、凯文·赖斯、希斯·罗杰斯、伊丽莎白·罗特、艾米丽·如艾波、艾米·斯迈利、斯巴奇、艾米·斯特雷切斯基、劳拉·斯特雷切斯基、格伦·斯通、哈里特·塔布、比尔·塔克、本·特纳、米埃尔雷·尤克里斯、露西·沃克尔、特利·沃尔顿、霍华德·沃伦和汤姆·杰歌提塔。

我有幸与出色的研究助理们共同完成了这个项目：衷心感谢马里奥·康塞尔比盖，克莱尔·多尔蒂、瑞恩·伽维甘、凯西·林恩、香德尼·帕特尔、蕾切尔·里德雷尔、马里埃尔·罗斯、沙利尼·尚卡尔、艾米·肖、茱莉亚·肖和托德·凡·古登。同时，感谢纽约大学、哥伦比亚大学、市政图书馆和市政档案馆、纽约博物馆、纽约历史协会、纽约公共图书馆和南街海港博物馆的图书管理员和档案管理员。

　　我的代理人米歇尔·特斯勒，在我只字未写的时候，就给予了我支持。在本书交付印刷阶段，保罗·埃利对书进行了排版（用足够的耐心），凯伦·梅恩进行了全面润色，艾利克斯·斯塔尔使这本书得以出版问世。杰夫·赛罗伊、凯蒂·弗里曼、阿曼达·斯库梅克、萨利塔·瓦尔马以及其他人用高超的技巧来推广这本书。幕后编剧们提供了一个创意的绿洲，我在攀登学术阶梯时，遇到了一些学者型的作家朋友，他们帮助我保持了理智和专注。

　　扎卡里·德拉诺-内葛感觉到，他的母亲无时无刻不醉心于环卫；一直以来，我对他的耐心和善意心存感激。大卫·德拉诺陷入的困难比我想象的还要多。乔治和玛格·内葛，苏珊·内葛·奥森、埃里克·奥森、伽西·奥森、伊万·奥森对这个项目有着毫不动摇的信念。詹姆斯·金赛拉，一个女孩所能盼望的最好的兄弟，用他的智慧和一以贯之的强烈热情敦促我不断前进。

　　安妮特·韦纳，我的老板、导师和最亲密的朋友，给予我勇气去开展这个项目，遗憾的是，她没能活着看到项目完成。鲍勃·施兰克也一样，他是一位劳工运动活动家和调停人，几年前我第一次遇到他。直到垂死的最后一口气，他都在为自己的事业奋斗。这成为启发我和许多人的灵感来源。他们的影响充盈在这本书的字里行间。我思念他们两位。

这本书凝结了许多人的慷慨和多形式的智慧分享。此时，我并没有意识到，这段文字开始成为一份爱的信笺。城市有着与人一样独特的个性、品格和情绪。了解每天拾起纽约垃圾的人，能让我从一个新的角度，更加深入地熟悉我所爱的城市，这个新视角能使砂砾闪光、能让等待黎明的焦躁时光成为天赐的礼物。这是改变我人生的一份厚礼，在此我试图分享给各位。

注　释

序幕：宇宙的中心

1. 这一特定的垃圾中转站使用火车运送垃圾；其他的中转站则使用拖拉机拉车，并且有意将驳船运送重新投入使用。《纽约时报》的社论《一种处理垃圾的合宜方式》对于最近其中一个设备所引起的争议作出了更新报道（2012 年 5 月 28 日）。

2. 事实上，每一吨垃圾都被仔细地计算，并且城市据此被收费。

3. 尤克里斯（Ukeles）把这个过程称作"去命名"（2002）。

4. 带有后装载车压实机的卡车内的垃圾是被轻微压缩的。当它被清空时，靠近驾驶室的一面墙将垃圾向后方推，它们就慢慢地被排挤出去。推挤的力量通常会将垃圾混成巨大的一堆，这在垃圾处理卡车的设计中被称作为"一堆粪块"。判断一辆垃圾处理卡车运行得是否顺利、设计得是否成功的标准是，它所处理的垃圾经过推挤后所形成"粪块"的一致性，以及这堆垃圾被推挤时的顺利性（Nagle 2004；Royte 2005:39）。

5. 见 Needham and Spence 1997，以及 Martin and Russell 2000 有关垃圾在考古语境中的讨论。1992 年拉什杰（Rathje）解释说经典考古学分析从现代垃圾中吸收了养分；1983 年怀特（White）报道了拉什杰（Rathje）的工作。2001 年布奇利（Buchli）和卢卡斯（Lucas）发起了关于建立缜密思考的当代考古学的倡议。2009 年哈里森（Harrison）和斯科菲尔德（Schofield）提供了更新的概述。

6. Mauss 1967:11-12.

1 垃圾回收

1. 不同颜色的卡片暗示着需要被收集的物品——白色代表垃圾，绿色代表纸张，蓝色代表 MPG，即金属（metals）、塑料（plastics）和玻璃（glass），而代表机械扫帚和垃圾筒的 350 表则是黄色的。

2. 当一条路线包括了街道的两边时，工作人员将一次清扫一边的街道。同时清扫两边的街道很容易被过往的汽车击中，这是违反卫生局规定的。有一些工人仍然这样做。

3. 相当于一名环卫工人对应 890 名纽约人。这是 2012 年 7 月的数据。

4. 家庭垃圾占城市每日垃圾总量的大约三分之一。商业垃圾占另外三分之一，建筑和拆除废料占最后的三分之一。

5. 管理与预算办公室 2012:133。

6. 所有关于清洁回收部门的数据出自 2012 年 5 月。

7. 最繁忙的曼哈顿八区位于和曼哈顿七区大致平行的中央公园的东边。它每周平均有 120 辆卡车在收集垃圾，61 辆在回收垃圾。它也是行政区中最拥挤的地区，紧随其后的是曼哈顿十二区，它服务着华盛顿高地社区（the Washington Heights neighborhood），再之后是曼哈顿七区。

8. 摘自 Wilbur 2005。

9. 关于制服对于穿着它们的人以及与之互动的人的效果有丰富的研究。参见，Craik 2003；Fussell 2002；Joseph and Alex 1972；Pratt 1997。

10. 然而环卫人员每天在大街上都发现自己在跨入一次次意外或危机。

11. 科尔曼（Coleman）发表在《蓝领杂志》（Blue-Collar Journal）上作为一个挖沟者、一个专做快餐的厨师和一个"垃圾人"的陈述是芭芭拉·埃伦赖希（Barbara Ehrenreich）在 2001 年出版的《五分一毛》（Nickel and Dimed）的前奏。此书在政治上更加激进，讲述的是作者在这一年时间里通过做不同的最低薪酬工作存活的经历。

12. Coleman 1974:220-1.

13. 据布雷克哈斯（Brekhus）说，去研究还没有被突显的问题，可以被称作"逆向标记"（1998:45）。他吸取并发展了哈罗德·加芬克尔（Harold Garfinkel）（1967）把社交生活中的平凡琐事转化为分析对象的观点。

14. 布雷克哈斯的一些例子包括手势（左撇子是被标记的，右撇子没有），智力（天才和智力有困难的是被标记的，一般的则没有），以及道德行为（罪犯和圣人是被标记的，道德中立的则没有）（1998:36-37）。

15. 麦克布莱德（MacBride）和瓦格纳（Wagner）在 2011 年对此观点作出了令人信服的解释。

16. 威廉·拉什杰（William Rathje）称垃圾和处理它的人需要"看得见的隐形"。作家柴纳·米耶维（China Mieville）在他的许多小说里试着运用"故意不去看见"的点子；在他 2009 所出版的《城市和城市》（*The City and the City*）一书中他把这个点子的效果发挥到了极致。

17. 收集垃圾和清扫街道在城市最早期的日子里就是强制的，但是它们直到 1896 年才开始被持续、有效地执行。

18. 这是社会学家伊唯塔·杰鲁巴维（Eviatar Zerubavel）所说的"时间规律"的一个例子，一部分我们对于世界时间性的认识"帮助我们获得一些关于我们环境的平静"（1981:14）。

19. 有如此之多有关极端囤积行为的例子——人们无法割舍最细小的鸡零狗碎——"清理厌恶症"（disposophobia）这个词被发明出来用以描述这一现象。有一个叫做"囤积"的真人秀描绘了令人心碎的案例。有关这一现象的细致讨论，可以参见凯利·安德森（Kelly Anderson）在 2010 年推出的纪录片《永不满足——人类和物品的关系》（*Never Enough: People's Relationship with Stuff*），或者见弗罗斯特和斯塔克蒂（Frost and Steketee）2010 年的作品。

20. 见斯特拉瑟（Strasser 1991:161-201）关于一次性使用、清洁和方便如何在 20 世纪的早期被结合在一起以兜售新产品，以及这些产品如何促成了产品的更快速流通、更简便的弃置性，从而鼓励了现代生活的快节奏。

21. Goldstein 2008.

22. 来自卫生局公共信息部的准确数据：2012 年 6 月，纽约市卫生局的员工有 55% 白人，24% 黑人，以及 17.6% 拉丁美裔。剩余部分包括了亚洲人和"不知名"条目。

23. Rothschild 1990.

24. 有关莫斯（Moses）的更多信息，见 Ballon and Jackson 2007 和 Caro 1974 的作品，尽管他们之中没有人提到他的垃圾管理计划。

25. 她的声明"维护工作的艺术 1969 的宣言！"（"Manifesto for Maintenance

Art 1969！"）依然是当代艺术开创之作。文本请参见 http://www.moca.org/wack/?p=301

26. Bourdon 1976.

27. 安东尼·瓦卡莱诺（Anthony Vaccarello）是联系尤克尔斯（Ukeles）的纽约市卫生局官员。

28. 有关"触摸卫生"（"Touch Sanitation"）的更多信息，参见 Dion and Rockman 1996 和 Morgan 1998. 关于尤克尔斯（Ukeles）与纽约市卫生局长达近十四年合作的完整概述，见 http://www.feldmangallery.com.

29. 有关学科历史的不同观点，见 Asad 1973；M.Harris 2001；Hodgen 1971.

30. M. Thompson 1979.

31. 关于时间，见 E. Thompson 1967；关于物品，见 Kopytoff 1986.

32. Strasser 1999.

33. De Certeau 1988.

34. W. Miller 1997.

35. Douglas 1985.

36. Melosi 2005；B. Miller 2000；Rathje 1992.

37. 科尔（Kill）对于纽约州不同部分来说是一个常见的名字（比如名为 Catskill 的山，Fishkill、Peeksill 和 Katterskill 的镇）。它来自于文艺复兴时期用来形容小溪和溪流的丹麦语并且是该地区殖民历史的遗留物。

38. "弗莱斯科尔斯"（Fresh Kills）坐落于候鸟飞行的主要线路上，当这里的湿地被成堆的可食用垃圾填埋以后，它变成了 45 种迁徙鸟类食物的来源（Gertz 2004）。有着黑色面部和独特叫声的红嘴鸥在垃圾填埋地开放以后已经濒临灭绝。现在它们在北美的东北部繁殖。

39. Kruse and Ellsworth 2011. 关于"弗莱斯科尔斯"的社会含义，见 Nagle 2011.

40. 当电影制造者露西·沃克（Lucy Walker）是纽约大学的一名学生时，她加入我们参观了一次"弗莱斯科尔斯"（Fresh Kills）。这个垃圾填埋地给她留下了深刻的印象，她发誓有一天会做一部关注垃圾的电影。她 2010 年推出的电影《废弃之地》（Waste Land）即是成果。这部电影关注了在里约热内卢（Rio de Janeiro）垃圾填埋场工作的拾荒者。见 http://blogs.wsj.com/speakeasy/2010/10/28/lucy-walkers-waste-land/

41. 见 Reno 2008 关于中西部地区垃圾填埋工人的民族志研究。

42. 一个更加精确的定义把参与者观察称作"一种动态且灵活的社会探究的方式，它允许研究者接近关于社会现实的详细信息，这是量化研究通常无法做到的"（Lauder 2003: 185）。

43. Kelley 2000.

44. 自卫生局在 1881 年成立以来，多尔蒂（Doherty）的任期比其他任何一个官员都长。

45. 见 Rogers 2005:141-153 对于饮料包装工业在"让美国保持美丽"这一组织建立过程中所扮演的角色的批评。

46. 现在它在街对面，位于西侧高速公路和西 57 号大街交叉口。

47. 至 2012 年 6 月，有 186 个女性在纽约市卫生局的编制内。

48. 关于塑造工业化、标准化的时间度量的历史，参见 E.P. Thompson 1967 和 Zerubavel 1982 年的作品。

49. 当然确实发生过有人从车板上掉落而受伤的事件，尽管部门内的有些观察者并不相信这是工会将它移除的真正原因。

50. 曼哈顿市的垃圾被运送到新泽西纽瓦克附近的两个垃圾转化站处理。

2 名符其实

1. 我感谢玛诺斯治疗（Manos Therapeutics）的詹妮弗·普列戈（Jennifer Pliego）清晰地解释了这些动作的机理。

2. 美国公共著作协会，1941:141.

3. 见 Sullivan 2005，其中有受我们最古老、邻近的城市街区启发而写成的精彩事实、民俗和恐惧。

4. 引自《每日新闻》（*Daily News*），June 28，2001，p6.

5. 据《领袖》（*The Chief*）中的故事所说，布隆伯格也特意指明，在过去的十三年中，他捐助了两百万给警察与消防员遗孀与儿童福利基金会（Van Auken 2001）. http://www.nycpba.org/archive/ch/01/ch-010706-bloomberg.html

6. Drudi 1999.

7. 2008 年，有 120 名警察在他们工作的 1426000000 小时中丧生，致死率是每

100000 受雇员工中有 15.7 人死亡；消防员中，在 806000000 工作小时内有 44 个人死亡，致死率是 6.9。对比之下，在 169000000 中有 30 名垃圾回收者丧生，死亡率是每 100000 人中丧生 35.5 人。以上，以及更多相关信息可以在劳动统计局的"疾病，工伤及死亡率"网页上找到（http://www.bls.gov/iif/）.

8. 1997 至 2002 年间纽约市环卫局雇员的注射器针具意外伤害事故的发生率，以及与此相关的条约草案和政策，参见 Lawitts 2002.

9. 氢氟酸是已知的对于人类来说最具腐蚀性的酸性物质，据称它"极其"危险。它"快速地渗透肌肤，毁坏深层组织并且能够引起急性发作的肝、肾和新陈代谢紊乱……即便是极小面积的皮肤接受暴露，也会引起严重的反应……通过皮肤表层发生的深层渗透将导致深层软组织的液化和坏死"（Peter 1996:162）。见 Horten et al 2004。它通常的浓度是 48%。

10. 这不包括纽约住房管理委员会的公寓楼。这些楼也是由纽约市环卫局清扫的，但通常它们的垃圾由一种叫做 EZ Paks 的卡车用集装箱装运并收集。这种卡车使用自动化的车臂且只需一个工人操作。

11. 淘货（mongo，有时也作"mungo"）一词的源头不明。它甚至避开了埃琳·麦肯（Erin McKeon）精明的文字调查。在她做美国俚语字典的编辑时，她组织她的团队在纽约和他处进行了关于 mongo 的研究，见 Botha 2004.

12. 在路线短的地区，在 350 表的背面写字是很容易的。在路线较长的地区，比如皇后区东部和史泰登岛，路线打印出来有好几页，和 350 表订在一起。

13. 在过去的十五年中，毒品测试使得几百个清洁工人丢了他们的工作。在过去十年里，尽管这很难确切衡量，无数的意外和悲剧并没有发生。

14. 在 2006 年，纽约市以与天比高的逃学率、史上最低的毕业率以及罕见的拥挤为由关闭了斯沃德帕克高中，但大楼仍然保持着它原有的功能。它是五个更小高中的家园。

15. 在这 4500 人中只有大约 10% 的人通过了从测试到工作的历程，这是一个足够稳定、能被预计的比例。纽约市环卫局据此决定多少人可以上复试名单。在我演讲过后的一段时候内，我遇到了一位年轻人，他内心的渴望是成为一名环卫工人。他的测试排名在一万四千名左右。他并没有得到这个机会。

16.《时代》杂志，1940 年 3 月 11 日；《纽约时报》1940 年 3 月，p12.

17.《纽约时报》，1940 年 2 月 19 日，p18.J

18. 当时的卫生局总长是罗伯特·格罗夫（Robert Groh），前皇后区区长（《女环卫工计划》，出自《纽约时报》，1974年4月18日；p45）。

19. Redd 1986. 斯坦森（Steisel）建立了政府工作女性中心，现在它是纽约州立大学奥尔巴尼分校公共事务研究生院的一部分。

20. Johnson 1986.

3 改革的花样

1. 马丁·麦乐西（Martin Melosi）开启了关于固体垃圾在城市基础设施建设历史中的角色的讨论（2005）。关于纽约垃圾的权威历史由本杰明·米勒（Benjamin Miller）（2000）写就。关于这一主题，一份更短而基本的作品由伊丽莎白·菲（Elizabeth Fee）和史蒂芬·科维（Steven Corey）（1994）完成。

2. 纽约的第一批殖民者是沃伦人（Wallons），这一名字早先用来称呼来自比利时某地的胡格诺派教徒。荷兰人一度难以说服他们的同胞移居到新大陆上，因为他们中的许多人都倾向于留在荷兰。在16世纪和17世纪早期，欧洲大部分地区都被血腥的宗教迫害逼迫得四分五裂，但荷兰却享受着政治安全、开放的多元主义、稳定的经济和知识的繁荣。这特殊的平静及繁荣也许要归功于荷兰全体市民的康乐，以及官方明确的宗教宽容政策——这是一个经济的决定，而非道德的——用以吸引来自欧洲各地及全世界的避难者。更多细节，参见Shorto2005。

3. Hansen and McGowan 1998:16；L. Harris 2003:14，15，30-1；Moore 2005:37；Wagman 1980.

4. L. Harris 2003:18.

5. 他们通常被遗忘在城市的历史之后，但是，被奴役劳动力的重要性无论如何强调都不为过。正如历史学家克利斯多弗·摩尔（Christopher Moore）所说，如果没有他们，殖民地或许就消失了，因为他们"是新荷兰劳动力的核心"（2005:38）。

6. Burrows and Wallace 1999:43.

7. Fernow1976:31；Stokes 1998[1922]:177.

8. 关于纽约殖民和后殖民时期公共卫生历史的全面调查，见Duffy1968。

9. 关于殖民地造陆的细节，见 Geismar1980；Kardas and Larrabee 1980；Roth-schild 1990；Wall and Cantwell 2001.

10. Burns and Sanders 1999:13.

11. 如果可以预见未来，施托伊弗桑特（Stuyvesant）也许会因为了解到处游走的牲畜，尤其是野猪，以同样的方式困扰了市政官员近 200 年而颇感欣慰。

12. 屠夫曾经是极糟糕的非法倾倒者。布里登博（Bridenbaugh）把他们列为"特别臭名昭著且缺乏公德心"（1938:85）。

13. Fernow1976:33.

14. Fernow 1976a:45；see also Duffy 1968:19.

15. Bridenbaugh 1938:18；关于农村地区的类似行为，见 Deetz 1996.

16. Bridenbaugh 1938:62.

17. 关于填补运河的细节，见 Bridenbaugh 1938:20。如今，毕福斯·格兰切（Bevers Gracht）和赫利·格兰切（Heere Gracht）的痕迹在行走于曼哈顿下城的比弗（Beaver）和宽（Broad）街时可以见到。

18. Bridenbaugh 1938: 85-6.

19. Bridenbaugh 1938:44；Hodges 1982:26-27.

20. Bridenbaugh 1938:18，166.

21. Hodges 1982:37.

22. Duffy 1968:26-7

23. 据《纽约百科全书》，1698 年有 4937 人住在纽约郡（Jackson1995:922）。Duffy 估计 1702 年的人口在 4500 至 5000 之间，并且计算出第一次黄热病影响了城市 10-12% 的人口（1968:35-6）。那个年代的人口统计数字差异很大，因出处而异。

24. Duffy 1968:42-27；Koeppel 2000:25. 卡德瓦拉德·科尔登（Cadwallader Colden）是一位复古的男士。他曾经是一名勘测员、医生、富有热情的植物学家。他和家人住在一处名为科尔登海姆（Coldengham）的庄园里，位于哈德逊河谷，占地 3000 公顷（Lewis 2005:21-4）。

25. Burrows and Wallace 1999:185.

26. 纽约市议会会议纪要:1788 年 5 月 14 日。

27. Koeppel 2000:57.

28. 一次"恶性热病"（类似于黄热病）在 1795 年导致纽约 750 人死亡，在

1796 年和 1797 年导致几十人死亡（Koeppeol 2000:62）。

29. 引自 Daley 1959:25.

30. 引自 Daley 1959:25，尽管有人曾假设，如果青蛙和爬行动物仍然享受着水源，或许水还没有那么脏。

31. 引自 Koeppel 2000:65.

32. Jackson 1995:923.

33. 纽约市议会会议纪要：1804 年 5 月 7 日和 5 月 14 日。填埋物不仅困扰着附近居民；还在 120 年后困扰试图挖通它建造荷兰隧道的人（Frazier 2005: 40-41）。

34. 费城被认为是由守秩序、讲规则的公民所占据的，因为这座城市的街道都是整齐划一、呈直角状的。相形之下，纽约的街道"在斜坡和山谷中颠簸曲折，在小巷中蜿蜒而过"。纽约人则成为了一群在这个凹凸不平、旋转不止的地球上被杂乱地堆放在一起的、"最不规则、疯狂、变化多端、古怪离奇的人……"引自 Burrows and Wallace1999:420。

35. 原版地图在阿尔巴尼的纽约州立博物馆内。

36. 这个提案被看作是如此遥不可及，这座城市或许在未来的"几个世纪"里都不可能达到（Burrows and Wallace 1999:422）。

37. 关于提案的更多信息，见 Ballon 2012。

38. Gordon 1990.

39. 城市在 1847 年建立了移民委员会，意图帮助新来者——或者说，帮助从欧洲来的移民者；黑人并不在他们的视线范围内。在那一年的五月和十月，这些不知疲倦的官员们为 11000 位新来者找到了医疗资源；在 1852 年，超过 20000 人分布在曼哈顿和布鲁克林超过一半以上的小诊所和医院中。公共卫生历史学家约翰·达菲（John Duffy）把它称为"全国最大的医疗卫生系统"（1968:518）。

40. Burrows and Wallace 1999:588.

41. 在 1850 年和 1854 年间，城市的死亡率是每千人 40.7，相较于 1810 至 1814 年间的每千人 22.9 而言是一个惊人的增长（Duffy 1968:575）。

42. Brieger 1997:441.

43. 1849 年的城市监察员阿尔弗·雷德怀特（Alfred T.White）是一个好例子。在他要求从城市移除耸人听闻的企业之后，他自己默默成为了一家为提炼业提供土地、设备和交通工具的公司的合作伙伴。在他的帮助下，在布鲁克林巴伦岛牙买加湾开张的工厂吸引了类似的企业，最终它成为了世界最大的垃圾产业集中地（B.Miller 2000:36-44）。关于巴伦岛上工人的生存状况，见Johnson 2000；B.Miller 2000:87-88。

44. 参见，Bridenbaugh 1938:166.

45. 儿童拾荒者在如今这个时代如此常见，他们吸引着不同权威的注意。这些人把他们当作小偷或扒手，事实上他们也经常确实是。关于在 19 世纪的纽约作为拾荒者出现的孩童，见 Stansell 1987:50-1；204-6。

46. . Lot 1880；Newman 1915.

47.《美国颅相学杂志》（*American Phrenological Journal*），"Rag-Pickers of New York," October 1857，p84;《哈泼周报》（*Harper's Weekly*），"Life Under the Dumps," November 14，1885，p747cd. 其他关于拾荒者和他们的工作的描述，见 *New York Daily Times*，"Walks Among the New-York Poor: The Rag and Bone Pickers," January 22，1853，p2; *The Independent*，"For My Little Readers," January 4，1854，p6; *Friends' Review*，"The Street Scavengers," February 15，1862，p381; see also Gage 1868.

48. Strasser 1999:115.

49. 托马斯·爱迪生（Thomas Edison）1903 年在纽约的一个垃圾码头拍摄了驳船垃圾修补工和垃圾车的镜头；这组镜头可以在 YouTube 上找到（https://www.youtube.com/watch?v=4Io9DM6WBzA&feature=relmfu）。

50. National Police Gazette 1889.

51. Burrows and Wallace 1998L744；McShane and Tarr 2007:38.

52. 有关在城市驾驭马匹的难度，见 McShane and Tarr 2007:39-41。

53. McShane and Tarr 2007:39.

54. McShane and Tarr 2007:44.

55. 美国环卫署于 1861 年六月建立，致力于推行南丁格尔（Florence Nightengale）在克里米亚战争（Crimean War）时主张的医疗创新。弗雷德里克·劳·奥姆斯特德（Frederich Law Olmsted），中央公园的设计者之一，是环卫署的秘书和首席执行官。尽管他们竭尽全力，在战役中每三位士兵中仍有两位死于像痢疾和肺炎这样的疾病（Hoy 1995: 29-58）。

56. 卡德瓦拉德·科尔登（Cadwallader Colden）在 1740 年对于环卫署的评估也

引出了类似的行动。城市检查员约翰·格里斯科姆（John Griscom）在 1840 年早期的调查尤其全面，他基于调查基础上的建议能为纽约的生活提出目光长远的建议，然而他比自己同时代的人领先了不止一个世纪（[1844]1970）。

57. 它的中间插页是一副由艾格伯特·维勒（Egbert Viele）绘制的曼哈顿详细地图，显示了岛屿最初的航道、沼泽、河流和河湾。

58. Medical and Surgical Reporter 1865.

59. Burrows and Wallace 1999:919.

60. Duffy 1990:119.

61. Medical and Surgical Reporter 1865.

62. 有关大都会健康账单以及大都会健康委员会的详细内容，见 Burrows and Wallace 1999:919-921；Duffy 1968:540-571；Duffy 1990:119-122；Hoy 1995:59-64。

63. 坦慕尼以一位神秘的来自特拉华州的印度裔头领坦玛门（Tamamend）命名，坦慕尼协会（由"勇敢者"、"领袖"以及"圆顶栅屋"组成）成为了 19 世纪纽约城市政治中最显著的势力。关于坦慕尼的细节，见 Ackerman 2005，Hershkowitz 1977，Mandelbaum 1965 and Sloat 2002。

64. Jackson 1995:1206.

65. Melosi 2005:15.

66. 特威德（Tweed）离开了，但是他的离去并不意味着坦慕尼协会的结束。

67. 据立法院称，街道清洁局应该拥有自己的马厩、马匹、马车和工具，这样它就会少受合约者提高这些基本必需品价格的腐化影响。它建议所有的街道清洁工具都刷上一种特定的颜色，所有的员工如果不穿制服，都至少戴上一种标识来表明他们的身份。相应地，每一匹用于街道清洁的马应当有所标识。它倡议将城市划分成区域，然后把工头、清扫工和马车夫分配到这些区域，"使得每个人都对自己的工作负责……"灰尘应当和垃圾分开处理，这两者都应在每天早上九点以前处理掉。富裕且交通拥挤的街道应当有一名全职员工随时清扫粪便和其他垃圾，以保证这些特定的街区（包括第五大道，莱克星顿和帕克大道在内）永葆整洁。此外，清洁局的头领应当随时准备接受监督。*The New York Times*，April 11，1874；p12.

68. *New York Times*，January 23，1881.

69. *New York Times*，January 29，1881 and March 24，1881.

70. *Harper's Weekly*, June 18, 1881.

71. *New York Times*, December 20, 1889.

72. *New York Times*, December 6, 1890.

73. 更多关于当代市政改革的历史，见 Schultz and McShane 1978。

74. Strasser 1999；Tomes 1997.

75. Sivulka 1999.

76. *The Independent* 1896.

77. Melosi 1981:35-6.

78. *The Independent* 1896.

79. Melosi 1981:35-6.

80. 共和党州参议员查尔斯·雷克索（Charles Lexow）组织了问讯。有许多令人震惊的揭发：警察给坦慕尼组织付了高额费用以获取他们的工作，他们通过勒索妓院老板、赌博者、施行堕胎手术者和酒馆老板赎回这些钱。造假、恐吓投票者、阻止罢工和骗局花费了大量资金。雷克索（Lexow）委员会最终从 678 名证人那里收集了 10576 页证词（Burrows and Wallace 1999:1192）。

81. 斯特朗（Strong）请一名叫西奥多·罗斯福的前美国公共服务部总长主持了饱受丑闻创伤的警察局。

82. Brooklyn Daily Eagle, January 28, 1896.

83. Hoy 1995: 78-79；Sivulka 1999:4；New York Times, February 11, 1914, p7.

84. 沃林（Waring）设计了中央公园的排水系统（有关他更多的个人介绍，见 Cassedy 1978；Melosi 2005: 42-65）。他也因为在公园的东南角种植划分林荫大道的榆树而广受赞誉。那里的榆树种植于 1920 年，如今已经是第四批了。

85. 沃林设计了美国几座城市的下水道排水系统，但是当他为自己仅仅做了细微修改的部分申请专利时，这些设计已经被原作发明者申请过专利。他被美国土木工程协会提起终身控告；详见 Cassedy1978。

86. *Brooklyn Daily Eagle*, January 28, 1896.

87. *New York Times*, March 30, 1895.

88. *Brooklyn Daily Eagle*, January 28, 1896.

89. *Brooklyn Daily Eagle*, December 13, 1895, p5.

90. *The New York Times*, March 30, 1895；p2.

91. *The New York Times*，March 30，1895；p2.

92. B. Miller 2000: 89.

93. *The New York Times*，January 11，1895.

94. *The New York Times*，February 1，1895. 沃林考虑周全，住在中央公园周围厌恶下雪的上层骑马手希望在雪地上骑他们的雪橇。在倾听他们的抱怨以后，沃林——作为一个终身的马匹热爱者——在大风雪之后未清扫城市中央公园周围区域的积雪。

95. *Brooklyn Daily Eagle*，December 13，1895；Melosi 2005:56.

96. 沃林终生都是一位反传染者。他批评了愚蠢的"细菌理论"在医学圈内得到的支持。他相信疾病是由污浊的水或其他有气味的来源中所升起的瘴气或糟糕气味引起的。

97. 一些街道清扫部的员工抗议说白色制服是"一种奴役的象征"（New-York Tribune，May 23，1896）。

98. *Brooklyn Daily Eagle*，January 28，1896.

99. *Brooklyn Daily Eagle*，August 16，1896.

100. Burnstein 2007:96

101. Rice 2009: 16-27 给出了一个关于沃林和街道清扫部员工关系的不同解释。

102. *Harper's New Monthly Magazine* August 1896，p480.

103. 仅仅考虑一下马粪的问题。一个当代的城市寄居者也许难以想象这个问题带来的挑战。据 McShane and Tarr，1900 年曼哈顿的大街上大约有 130000 匹马，每一匹马都生产了大约 30 至 50 磅的马粪，或者说，大约一年七吨。这些粪便被局限在马厩里也不奇怪，但即使如此，还是有每年大约有 910000 吨的马粪被倾倒在曼哈顿的大街上（2007:16；26）。

104. 作为巨大的巴豆水道（Croton Aqueduct）系统的一部分，这一建筑是在 1839 至 1842 年间作为一个配水池被建造的。它占地四公顷，储存二千万加仑水，看上去好像像埃及金字塔的底座。顶部被设计成一个公共步行大道。它很快成为了一个休闲散步的地方。水库在 19 世纪末被拆除。如今这个地址成为了布莱恩特公园（Bryant Park）以及纽约公立图书馆的主要分支。

105. *The New York Times*，May 27，1896，p1.

106. Ibid.

107. Riis [1902] 1998:271.

108. 街道清洁部在老滑街（Old Slip），罗格斯街（Rutgers Street），利温顿（Rivington），以及东岸的 17 和 38 街有垃圾倾倒码头。在河北岸，如今被称作哈德森（Hudson）的地方，倾倒码头位于运河、19、35、47、79 和 129 号大街。每天有超过 12 艘拖船把垃圾推挤到大海中去。关于纽约拖船的历史，见 Matteson 2005。

109. 它明确说明了是贝德罗岛（Bedloe's Island）后面的水域。如今称作自由岛，是自由女神像的所在地。

110. Fee and Corey 1994: 45-46

111. *Harper's Weekly*，June 30，1883；p403b

112. *Harper's Weekly*，July 23，1892；p699.

113. *New York Times*，"Mayor Gilroy's Message." January 6，1893；p9.

114. 直到美国最高法院发布传票，这座城市才制止了向海洋倾倒垃圾。最后的垃圾驳船是在 1934 年起航的，新泽西州大松了一口气，正是他们的起诉使得纽约最终改变了它的行为方式。

115. Allen 1940:21；Matteson 2005:88.

116. 一艘满载的拖船在水中吃水深，因此比空拖船更加稳定。

117. *New York Evening Sun*，January 27，1892.

118. 几名船员说这甚至比 1888 年的暴风雪更为糟糕。

119. 有关这些船的细节见《先驱报》（Herald），《晚间新闻》（Evening Post），《太阳晚报》（Evening Sun）（1892 年 1 月 27 日），以及《论坛报》（Tribune）（1892 年 1 月 30 日）。

120. 2012 年与此相当的价格在 250000 美元至 650000 美元之间。

121. *New York World*，January 28，1892；page1.

122. *New York World*，January 28，1892；page1.

123. *New York Evening Sun*，January 28，1892；page1.

124. January 27，1892；page 1.

125. 或许是去一个距离桑迪岬海峡（Sandy Hooks）60 英里的地方，或许是 112 英里；距离似乎随着叙述而增加。

126. *New York World*，January 28，1892；p1.

127. *New York World*，January 28，1892；p1.

128. *New York World*，February 1，1892；p1.

129. New York Evening Sun，February 3，1892；p1.

4 环卫体验

1. 哈利·内斯波利（Harry Nespoli），清洁工人联合会（国际卡车司机联合会831号地方会）的主席向我叙述了他第一天作为环卫工上班的经历。它听起来像是如此。

2. 这个故事的一个版本同样发生在弗兰克·奥基夫（Frank O'Keefe）身上。

3. 它原先是纽约生命保险公司（Life Insurance Company）的总部。

4. Adams 1979.

5. 1926年五月，弗洛伊德·本内特（Floyd Bennett）驾驶了将理查德·伯德（Richard Byrd）送往北极的飞机。当本内特正在加拿大参加机组人员的救援时，这对搭档正计划着在1928年前往南极远征；他由于锻炼而感染了肺炎并且在那一年的四月死亡。当时他38岁。在纽瓦克，以及与纽约一河之隔的新泽西，这一新颖且激动人心的空中交通方式繁荣发展。纽约的政客希望能从中分得一杯羹，于是就决定建造一个市政机场。布鲁克林巴伦岛的一个私人机场就被城市占用了。城市扩展了它，将它重新命名为弗洛伊德·本内特机场，并在1931年的春天为此举行了一场盛大的仪式。弗洛伊德·本内特田在航空史上扮演了一个重要的角色——查尔斯·林德伯格（Charles Lindbergh），阿梅利亚·阿尔哈特（Amelia Earhart），霍华德·休斯（Howard Hughes），和道格拉斯·柯里根（Douglas Corrigan，昵称"Wrong Way"）只是从那里飞出的知名飞行员的其中几名——然而它从未取得商业的成功。

6. 这是不合时宜的一句话。由于纽约环卫局开始移出所有的市政垃圾，所以任何人哪怕尝试扔一块纸片都会陷入大麻烦。

7. 关于纽约市环卫局是否应该捡拾花园垃圾有争论。一方认为这些垃圾应该被制成肥料，但是以此为目的收集垃圾将花费更多的钱。另一方认为房主应该自己处理他们的垃圾，不给城市添加任何麻烦。

8. 这一估计预设了一个载重的重量在13吨左右。另一种传递相同信息的方式是说载重 40 吨。

5 满载而出

1. 这位男士的真名并不是巴特。

2. 韦伯斯特字典（Merriam-Edwin Webster）（以及许多其他来源）声称 "agita" 一词出自意大利语的单词 "acido"，就好像在酸性物质和胃灼热中一半，它 的意思是紧张或焦虑。见 http://www.merriam-Edwin Webster.com/dictionary/ agita. 由于它在纽约被使用，agita 听起来更像是意大利单词 agitare 的翻版。 它意为，苦恼、摇动、叮当作响或恼怒。"不要给我 agita" 的意思是，"别给 我穿小鞋"，"别找我麻烦"，"别否定我的提议"。

3. Turner 1969；Van Gennup 1909.

4. 机动垃圾巡逻，一种老式的说法，指的是清理各种垃圾状况或巡查大宗垃圾 回收。

5. 关于分类系统的预设和暗示，见 Bowker and Star 2000.

6. 如果有一个工人应当去回收垃圾但是却被分配到别的岗位，他仍然能得到他 应得的报酬，如果他没有被从卡车上拉下来的话。 罗伯特 · 施兰克（Robert Schrank）与卫生局合作协调劳动力，将排班从三人转变为二人并制定了其细 节。久而久之他的名字成了用以形容这一政策的动词。

7. Steinbeck 1976:406

8. 在 2010 年，纽约市警察局也参与协助了这项苦差。便携手提扫描仪使得警官 能够上传一辆车辆的注册记录然后打印出一份便于阅读的指令。

9. Saul and Barrett 2010

10. Katz 2010

11. Lisberg，"Midesterner Gets Deputy Post."

12. Lisberg and Colangelo，"New York City to Demote 100 Sanitation Supervisors to Help Cut Budget." From November 2010.

13. 出自《卫生局的惊人工资》，克里斯 · 格罗里索（Chris Glorioso），美国全国 广播公司旗舰电台（WNBC）；2011 年 1 月 31 日的广播。 讽刺的是，格罗 里索先生的父亲是皇后东街（Queens East）上的一名环卫工人。

14. 城市从国际盐公司（International Salt）购买它的盐。该公司位于宾夕法尼亚，是智利蓬德罗伯斯有限公司（Sociedad Punta de Lobos）的子公司。SPL 是声称为世界最大盐产商的德国 K+S 公司的附属公司。这些盐原产于智利的塔拉帕卡盐滩（Tarapacá Salt Flat），在货船上运输，并且在布鲁克林的雷德胡克（Red Hook）卸载。

15. Ludlum 1988:11-12.

16. 更多细节，见 Caplovich 1987，High and Filippucci 2004 和 Ludlum 1988. 相片和个人故事生动描绘了风暴的影响。纽约城市大学建立的线上历史档案，虚拟纽约（Virtual New York）提供了很好的合集；见 http://www.vny.cuny.edu/blizzard/stories/stories_set.html.

17. 自 1883 年开始，不同的法令就强制把这些电线移到地下，但是公司出于利益拒绝遵守法令并且在法庭上挑战它们。见 http://www.virtualny.cuny.edu/blizzard/building/building_fr_set.html

18. 关于林赛（Lindsay）对于城市政府的重组，见 Mantel 1970 and McFadden 2000. 关于林赛风暴，见 Cannato 2001:395-397.

19. Siegel 2000:38.

20. McFadden 2000: A1.

21. Daly 2011.

22. Newman

23. 活动馆是美国退伍军人波兰军团科瓦林斯基四号点（Kowalinski Post 4 of the Polish Legion of American Veterans）。

24. 当我向环卫局之外的朋友和同事们描述环卫局的慈善团体时，他们中的许多人都假设这些兄弟会就像老式的"俱乐部"，属于那个宗教立场和种族遗产对于个人的自我观念仍然非常重要的时代。他们告诉我说，这些团体听上去好像迷人的时代错误；在今天的世界里，几乎没有人会紧抓着旧有的身份标识。这样的反应让我感到惊讶。我知道美国不同的生活之间存在着某种文化隔阂，但我并未意识到这隔阂是多么的深，即使在我自己的小圈子内。宗教和种族仍然是身份和融入的标志，美国人依然借助它们了解自身。

25. Gamm and Putnam 1999:521. 在美国建国早期的时候共济会是如此流行，以至于这引起了法国编年史家亚历西斯·托克维尔（Alexis de Tocqueville）的评论。他在 19 世纪 30 年代称美国人"永远都在建立团体"（1969:514）。

26. Trotter 2004: 355-6.

27. 引自 Dumenil 1984:xii.

28. Ridgeway 2006:6.

29. Kaufman and Weintraub 2004: 1-36. 我在此较为轻率地使用这个词汇，但是 Kaufman 和 Weintraub 指出，它的定义有时是相互冲突的。

30. 乔·思亚诺的故事是纽约市卫生局口述史档案的一部分。这里所引用的内容出自希拉里·克罗（Hilary Crowe）在 2011 年 5 月 25 日所做的访谈。完整的文字与音频见 http://www.dsnyoralhistoryarchive.org/?s=Siano

31. 纽约市卫生局哥伦比亚协会附属于哥伦比亚委员会行政服务协会。

32. 工会的历史见 Rice 2009。

尾声：别人

1. "辛普森们"提供有关美国生活的中肯的社会评论已超过二十余年；在 2008 年，它将"硝烟（Gunsmoke）"评为美国历史上最长的黄金时段电视节目。

2. 更多关于维护与基础设施的民族志，见 Star 1999, Graham and Swift 2007。

3. 这是柴纳·米耶维的惊人用词，出自他的小说《伪伦敦》（2007）。

4. 关于罢工的分析，见 Cannato 1998；Maier 1987；Rice 2009. 关于工会对于罢工的详细看法，见 Nine Days that Shook New York City（日期不详）。

5. 关于纽约环卫工罢工，见 Anderson 1969；关于孟菲斯罢工，见 Beifuss 1985；Collins 1988；Estes 2000；Green 2004；Lentz 1986；McKnight 1984。

6. 引自 Finkelpearl 2001.

7. 即位于搜狐区（Soho）默瑟街（Mercer Street）罗纳德·菲尔德曼画廊（Ronald Feldman Gallery）。

参考材料

报刊资料

American Phrenological Journal

Brooklyn Daily Eagle

Friends' Review

Harper's Weekly and *Harper's New Monthly Magazine*

Independent

New York Daily Times

New York Evening Sun

New York Evening Telegram

New York Herald

New York Times

New-York Tribune

New York World

书籍与论文

Ackerman, Kenneth D. *Boss Tweed: The Rise and Fall of the Corrupt Pol Who Conceived the Soul of Modern New York*. New York: Carroll & Graf, 2005.

Adams, Douglas. *The Hitchhiker's Guide to the Galaxy*. New York: Ballantine,

1997.

Allen, Kenneth. "How New York Handles Her Garbage and Rubbish Problem." *Municipal Sanitation*,January 1930, 16–21.

American Public Works Association. *Refuse Collection Practice*. Chicago: American Public WorksAssociation, 1941.

Anderson, Arvid. "Strikes and Impasse Resolution in Public Employment." *Michigan Law Review* 67,no. 5 (1969): 943–70.

Anderson, Kelly. *Never Enough: People's Relationship with Stuff.* AndersonGold Films, 2010.

Asad, Talal, ed. *Anthropology and the Colonial Encounter*. Amherst, N.Y.: Humanity Books, 1973.

Ballon, Hilary, ed. *The Greatest Grid: The Master Plan of Manhattan, 1811–2011*. New York:Columbia University Press, 2012.

Ballon, Hilary, and Kenneth Jackson. *Robert Moses and the Modern City: The Transformation of New York.* New York: W. W. Norton, 2007.

Barbaro, Michael. "Deputy Mayor Was Arrested Before He Resigned." City Room blog, *New York Times*, September 1, 2011.

Beifuss, Joan Turner. *At the River I Stand: Memphis, the 1968 Strike, and Martin Luther King, Jr.* Memphis: B&W Books, 1985.

Botha, Ted. *Mongo: Adventures in Trash*. New York: Bloomsbury, 2004.

Bourdon, David. "An Apocalyptic Paperhanger Shows His Stripes." *Village Voice*, October 4, 1976,105.

Bowker, Geoffrey C., and Susan Leigh Star. *Sorting Things Out: Classification and Its Consequences*.Cambridge, Mass.: MIT Press, 2000.

Brekhus, Wayne. "A Sociology of the Unmarked: Redirecting Our Focus." *Sociological Theory* 16, no.1 (1998): 34–51.

Bridenbaugh, Carl. *Cities in the Wilderness: The First Century of Urban Life in America, 1625–1742*. New York: Ronald Press, 1938.

Brieger, Gert H. "Sanitary Reform in New York City: Stephen Smith and the Passage of the Metropolitan Health Bill." In *Sickness and Health in America: Readings in the History of Medicine and Public Health*, edited by Judith Leavitt and Ronald Numbers. 3rd ed. Madison: University of Wisconsin Press, 1997.

Buchli, Victor, and Gavin Lucas. *Archaeologies of the Contemporary Past*. London: Routledge, 2001.

Bureau of Labor Statistics. "National Census of Fatal Occupational Injuries in 2011 (Preliminary Results)." September 20, 2012.

Burns, Ric, and James Sanders, eds. *New York: An Illustrated History*. New York: Knopf, 1999.

Burnstein, Daniel. *Next to Godliness: Confronting Dirt and Despair in Progressive Era New York City*. Urbana: University of Illinois Press, 2006.

Burrows, Edwin G., and Mike Wallace. *Gotham: A History of New York City to 1898*. New York: Oxford University Press, 1999.

Cannato, Vincent J. *The Ungovernable City: John Lindsay and His Struggle to Save New York*. New York: Basic Books, 2001.

Cantwell, Anne-Marie, and Diana diZerega Wall. *Unearthing Gotham: The Archaeology of New York City*. New Haven, Conn.: Yale University Press, 2001.

Caplovich, Judd. *Blizzard! The Great Storm of '88*. Vernon, Conn.: VeRo, 1987.

Caro, Robert. *The Power Broker: Robert Moses and the Fall of New York*. New York: Knopf, 1974.

Cassedy, James H. "The Flamboyant Colonel Waring: An Anticontagionist Holds the American Stage in the Age of Pasteur and Koch." In *Sickness and Health in America: Readings in the History of Medicine and Public Health*, edited by Judith Leavitt and Ronald Numbers. Madison: University of Wisconsin Press, 1978.

Certeau, Michel de. "The Unnamable." In *The Practice of Everyday Life*. Berkeley: University of California Press, 1988.

Chen, David W. "Goldsmith's Other Bad Snow Day." City Room blog, *New York Times*, January 10, 2011.

Citizens' Association of New York. *Report of the Council of Hygiene and Public Health of the Citizens' Association of New York upon the Sanitary Condition of the City*. 1866. Reprint, New York: Arno Press, 1970.

Coleman, John. *Blue-Collar Journal*. Philadelphia: J. B. Lippincott, 1974.

Collins, Thomas W. "An Analysis of the Memphis Garbage Strike of 1968." In *Anthropology for the Nineties: Introductory Readings*, edited by Johnnetta B. Cole. New York: Free Press, 1988.

Corrigan, Robert. "The 'Ratopolis' of New York City." *PCT Magazine*, April 2007, 115.

Craik, Jennifer. "The Cultural Politics of the Uniform." *Fashion Theory* 7, no. 2 (2003): 127–47.

Daley, Robert. *The World Beneath the City*. New York: J. B. Lippincott, 1959.

Daly, Michael. "Clueless Deputy Mayor Goldsmith Deserves Blame for Fiasco Following Blizzard." *Daily News*, January 2, 2011.

Deetz, James. *In Small Things Forgotten: An Archaeology of Early American Life*. New York: Anchor Books, 1996.

Dion, Mark, and Alexis Rockman. "Interview with Mierle Laderman Ukeles,

Artist for the New York Sanitation Department." In *Concrete Jungle*. New York: Juno Books, 1996.

Douglas, Mary. *Purity and Danger: An Analysis of the Concepts of Pollution and Taboo*. London: Ark Paperbacks, 1985.

Drudi, Dino. "Job Hazards in the Waste Industry." *Compensation and Working Conditions* 4, no. 2 (Summer 1999): 19–23.

Duffy, John. *A History of Public Health in New York City, 1625–1866*. New York: Russell Sage Foundation, 1968.

_____. *The Sanitarians: A History of American Public Health*. Urbana: University of Illinois Press, 1990.

Dumenil, Lynn. *Freemasonry and American Culture, 1880–1930*. Princeton, N.J.: Princeton University Press, 1984.

Ehrenreich, Barbara. *Nickel and Dimed: On (Not) Getting By in America*. New York: Metropolitan, 2001.

Einhorn, Erin. "Stephen Goldsmith, Deputy Mayor of New York, Tweeted 'Good Snow Work' During Blizzard." *Daily News*, December 30, 2010.

Estes, Steve. " 'I *Am* a Man!' : Race, Masculinity, and the 1968 Memphis Sanitation Strike." *Labor History* 41, no. 2 (2000): 153–70.

Fee, Elizabeth, and Steven H. Corey. *Garbage! The History and Politics of Trash in New York City*. New York: New York Public Library, 1994.

Fernow, Berthold, ed. *Records of New Amsterdam, 1653–1674*. Vol. 1. Baltimore: Genealogical Publishing Co., 1976.

_____. *Records of New Amsterdam, 1653–1674*. Vol. 5. Baltimore: Genealogical Publishing Co., 1976.

Finkelpearl, Tom. "Interview: Mierle Laderman Ukeles on Maintenance and Sanitation Art." In *Dialogues in Public Art*. Cambridge, Mass.: MIT Press,

2001.

Frazier, Ian. *Gone to New York: Adventures in the City*. New York: Picador, 2005.

Frost, Randy O., and Gail Steketee. *Stuff: Compulsive Hoarding and the Meaning of Things*. New York: Houghton Mifflin Harcourt, 2010.

Fussell, Paul. *Uniforms: Why We Are What We Wear*. New York: Houghton Mifflin, 2002.

Gage, Frances D. "Low Life in a Great City: What Comes from the Ash Barrels." *Ohio Farmer*, January 25, 1868, 58.

Gamm, Gerald, and Robert Putnam. "The Growth of Voluntary Associations in America, 1840–1940." *Journal of Interdisciplinary History* 29, no. 4 (1999): 511–57.

Garfinkel, Harold. *Studies in Ethnomethodology*. Englewood Cliffs, N.J.: Prentice-Hall, 1967.

Geismar, Joan. "Landmaking in Lower Manhattan." *Seaport* 14, no. 3 (1980): 16–19.

Gertz, Emily. "Fresh Kills: An Unnatural Context." *WorldChanging*, April 2, 2004.

www.worldchanging.com/archives/000525.html.

Goldstein, Richard. "Jan Kemp Dies at 59; Exposed Fraud in Grades of Players." *New York Times*, December 11, 2008.

Gordon, John Steele. "Real Estate: When and Where." *American Heritage*, November 1990.

Graham, Stephen, and Nigel Thrift. "Out of Order: Understanding Repair and Maintenance." *Theory, Culture & Society* 24, no. 3 (2007): 1–25.

Green, Laurie B. "Race, Gender, and Labor in 1960s Memphis: 'I *Am* a Man' and the Meaning of Freedom." *Journal of Urban History* 30, no. 3 (2004): 465–89.

Griscom, John. *The Sanitary Condition of the Laboring Population of New York*. 1844. Facsimile ed., New York: Arno Press, 1970.

Hamill, Pete. *Forever.* New York: Little, Brown, 2003.

Hansen, Joyce, and Gary McGowan. *Breaking Ground, Breaking Silence: The Story of New York's African Burial Ground*. New York: Henry Holt, 1998.

Harris, Leslie M. *In the Shadow of Slavery: African Americans in New York City, 1626–1863*. Chicago: University of Chicago Press, 2003.

Harris, Marvin. *The Rise of Anthropological Theory: A History of Theories of Culture*. Walnut Creek, Calif.: AltaMira Press, 2001.

Harrison, Rodney, and John Schofield. "Archaeo-ethnography, Auto-archaeology: Introducing Archaeologies of the Contemporary Past." *Archaeologies* 5, no. 2 (2009): 185–209.

Hershkowitz, Leo. *Tweed's New York: Another Look*. Garden City, N.Y.: Anchor Press/Doubleday, 1977.

High, Linda Oatman, and Laura Francesca Filippucci. *City of Snow: The Great Blizzard of 1888*. New York: Walker, 2004.

Hodgen, Margaret T. *Early Anthropology in the Sixteenth and Seventeenth Centuries*. Philadelphia: University of Pennsylvania Press, 1971.

Hodges, Graham. "The Cartmen of New York City, 1667–1801." Ph.D. diss., New York University, 1982.

Horton, D. Kevin, et al. "Hydrofluoric Acid Releases in 17 States and the Acute Health Effects Associated, 1993–2001." *Journal of Occupational Environmental Medicine* 46, no. 5 (2004): 501–8.

Hoy, Suellen. *Chasing Dirt: The American Pursuit of Cleanliness*. New York:

Oxford University Press,1995.

Independent. "Women's Work for Health." July 9, 1896, 7.

Jackson, Kenneth, ed. *The Encyclopedia of New York City.* New York: Yale University Press, 1995.

Johnson, Kirk. "All the Dead Horses, Next Door: Bittersweet Memories of the City's Island of Garbage." *New York Times,* November 7, 2000.

_____. "Ruling Paves the Way for Hiring City's First Female Trash Haulers." *New York Times,* July 29, 1986, B5.

Joseph, Nathan, and Nicholas Alex. "The Uniform: A Sociological Perspective." *American Journal of Sociology* 77, no. 4 (1972): 719–30.

Katz, Celeste. "The New Ed Skyler Is Older, More Experienced, and More Midwestern." *Daily News,* April 30, 2010.

Kaufman, Jason, and David Weintraub. "Social-Capital Formation and American Fraternal Association: New Empirical Evidence." *Journal of Interdisciplinary History* 35, no. 1 (2004): 1–36.

Kelley, Tina. "Using Garbage as Text: Class at NYU Looks for Deeper Meaning at Fresh Kills." *New York Times,* March 23, 2000, B1.

Koeppel, Gerard. "The Rise to Croton." In *Water-Works: The Architecture and Engineering of the New York City Water Supply,* edited by Kevin Bone. New York: Monacelli Press, 2006.

_____. *Water for Gotham: A History.* Princeton, N.J.: Princeton University Press, 2000.

Kopytoff, Igor. "The Cultural Biography of Things: Commoditization as Process." In *The Social Life of Things: Commodities in Cultural Perspective,* edited by A. Appadurai. Cambridge, U.K.: Cambridge University Press, 1986.

Kruse, Jamie, and Elizabeth Ellsworth. *Geologic City: A Field Guide to the Geoarchitecture of New York*. New York: Smudge Studio, 2011.

Lauder, Matthew. "Covert Participant Observation of a Deviant Community: Justifying the Use of Deception." *Journal of Contemporary Religion* 18, no. 2 (2003): 185–96.

Lawitts, Steven. "Needle Sightings and On-the-Job Needle-Stick Injuries Among New York City Department of Sanitation Workers." *Journal of the American Pharmaceutical Association* 42, no. 6 (2002), supplement 2.

Lentz, Richard. "Sixty-Five Days in Memphis: A Study of Culture, Symbols, and the Press."

Journalism Monographs 98 (1986): 10–11.

Lewis, Tom. *The Hudson: A History*. New Haven, Conn.: Yale University Press, 2005.

Lisberg, Adam. "Midwesterner Gets Deputy Post." *Daily News*, May 3, 2010.

Lisberg, Adam, and Lisa L. Colangelo. "New York City to Demote 100 Sanitation Supervisors to Help Cut Budget." *Daily News*, October 22, 2010.

Lot, Arthur. "Autobiography of a Tramp." *Puck*, March 3, 1880, 844.

Ludlum, David. "The Blizzard of ' 88 in Historical Perspective." In *Blizzard of 1888 Centennial*, edited by Mark Kramer. Unpublished collection of essays, 1988.

MacBride, Samantha. *Recycling Reconsidered: The Present Failure and Future Promise of Environmental Action in the United States*. Cambridge, Mass.: MIT Press, 2011.

Maier, Mark. *City Unions: Managing Discontent in New York City*. New Brunswick, N.J.: Rutgers University Press, 1987.

Mandelbaum, Seymour J. *Boss Tweed's New York*. New York: John Wiley & Sons, 1965.

Mantel, Howard. "Reorganization of the New York City Government." *Public Administration* 48, no. 20 (1970): 191–212.

Martin, L., and N. Russell. "Trashing Rubbish." In *Towards Reflexive Method in Archaeology: The Example at Çatalhöyük*, edited by Ian Hodder, 57–69. Cambridge, U.K.: McDonald Institute Monographs, 2000.

Matteson, George. *Tugboats of New York: An Illustrated History*. New York: New York University Press, 2005.

Mauss, Marcel. *The Gift: Forms and Functions of Exchange in Archaic Societies*. New York: W. W. Norton, 1967.

McFadden, Robert D. "John V. Lindsay, Mayor and Maverick, Dies at 79." *New York Times*, December 21, 2000, A1.

McKnight, Gerald. "The 1968 Memphis Sanitation Strike and the FBI: A Case Study in Urban Surveillance." *South Atlantic Quarterly* 83, no. 2 (1984): 138–56.

McLaughlin, Terence. *Dirt: A Social History as Seen Through the Uses and Abuses of Dirt*. New York: Stein & Day, 1971.

McShane, Clay, and Joel A. Tarr. *The Horse in the City: Living Machines in the Nineteenth Century*. Baltimore: The Johns Hopkins University Press, 2007.

Medical and Surgical Reporter. "Sanitary Condition of New York." April 8, 1865, 418.

Melosi, Martin. *Garbage in the Cities: Refuse, Reform, and the Environment*. Rev. ed. Pittsburgh: University of Pittsburgh Press, 2005.

Miéville, China. *The City and the City*. New York: Random House, 2009.

_____. *Un Lun Dun*. New York: Random House, 2007.

Miller, Benjamin. *Fat of the Land: The History of Garbage in New York the Last Two Hundred Years*. New York: Four Walls Eight Windows, 2000.

Miller, H. Crane. "Ocean Dumping—Prelude and Fugue." *Journal of Maritime Law and Commerce* 5, no. 4 (1973): 51–76.

Miller, William. *The Anatomy of Disgust*. Cambridge, Mass.: Harvard University Press, 1997.

Moore, Christopher. "A World of Possibilities: Slavery and Freedom in Dutch New Amsterdam." In *Slavery in New York*, edited by Ira Berlin and Leslie M. Harris. New York: New Press, 2005.

Morgan, Robert C. "*Touch Sanitation*: Mierle Laderman Ukeles." In *The Citizen Artist: 20 Years of Art in the Public Arena*, edited by Linda Burnham and Steve Durland. Vol. 1. Gardiner, N.Y.: Critical Press, 1998.

Nagle, Robin. "The History and Future of Fresh Kills." In *Dirt: The Filthy Reality of Everyday Life*, edited by Nadine Monem. London: Profile Books, 2011.

_____. "A Week-Long Journal of a Sanitation Worker in Training." *Slate*, October 4–8, 2004.

National Police Gazette. "In the Dumps." March 9, 1889, 3.

Needham, Stuart, and Tony Spence. "Refuse and the Formation of Middens." *Antiquity* 71 (1997): 77–90.

Newman, Andy. "Stephen Goldsmith, Ex-Deputy Mayor, Absolved of Domestic Violence." City Room blog, *New York Times*, February 17, 2012.

Newman, Bernard J. "The Home of the Street Urchin." *National Municipal Review*, October 1915: 587–93.

New York City Common Council Minutes. Various dates.

New York Times. "Editorial: A Fair Way to Handle Trash." May 28, 2012.

Nine Days That Shook New York City. New York: Uniformed Sanitationmen's Association Record, n.d.

Office of Management and Budget, City of New York. "New York Executive Budget Fiscal Year 2013." 2012.

Ortiz, Erico. "City Leaders Face Hearing on Poor Snowstorm Response." *amNew York*, January 9, 2011.

Peters, D. "Symptoms and Treatment of Hydrogen Fluoride Injuries." *Journal of Fluorine Chemistry* 79 (1996): 161–65.

Pratt, Michael. "Organizational Dress as a Symbol of Multilayered Social Identities." *Academy of Management Journal* 40, no. 4 (1997): 862–98.

Rathje, William, and Cullen Murphy. *Rubbish! The Archaeology of Garbage.* Tucson: University of Arizona Press, 1992.

Redd, Lisa. *Newsday*, September 23, 1986, 32.

Reno, Josh. "Out of Place: Possibility and Pollution at a Transnational Landfill." Ph.D. diss., University of Michigan, 2008.

Rice, Kevin. *Dignity and Respect: The History of Local 831.* New York: United Sanitationmen's Association, Local 831, IBT, 2009.

Ridgeway, Cecilia L. "Linking Social Structure and Interpersonal Behavior: A Theoretical Perspective on Cultural Schemas and Social Relations." *Social Psychology Quarterly* 69, no. 1 (2006): 5–16.

Riis, Jacob. *The Battle with the Slum.* 1902. Mineola, N.Y.: Dover, 1998.

Rogers, Heather. *Gone Tomorrow: The Hidden Life of Trash.* New York: New Press, 2005.

Rothschild, Nan. *New York City Neighborhoods: The 18th Century.* New York:

Academic Press, 1990.

Royte, Elizabeth. *Garbage Land: On the Secret Trail of Trash*. New York: Little, Brown, 2005.

Saul, Michael Howard, and Joe Barrett. "Bloomberg Taps Former Indianapolis Mayor." *Wall Street Journal*, May 1, 2010.

Schultz, Stanley K., and Clay McShane. "To Engineer the Metropolis: Sewers, Sanitation, and City Planning in Late-Nineteenth-Century America." *Journal of American History* 65, no. 2 (1978): 389–411.

Shorto, Russell. *Island at the Center of the World: The Epic Story of Dutch Manhattan and the Forgotten Colony That Shaped America*. New York: Vintage Books, 2005.

Siano, Joseph. Oral history interview with Hilary Crowe, March 25, 2011. DSNY Oral History Archive. www.dsnyoralhistoryarchive.org/?s=Siano.

Siegel, Joel. "Those Fun City Years Recalled by Insiders." *Daily News*, December 21, 2000, 38.

Silva, Mariana. *Waste and Recycling News*, August 2, 2010. www.wasterecyclingnews.com/article/20100802/NEWS99/308029990/aug-2-2010.

Sivulka, Juliann. "From Domestic to Municipal Housekeeper: The Influence of the Sanitary Reform Movement on Changing Women's Roles in America, 1860–1920." *Journal of American Culture* 22, no. 4 (1999): 1–7.

Sloat, Warren. *A Battle for the Soul of New York: Tammany Hall, Police Corruption, Vice, and Reverend Charles Parkhurst's Crusade Against Them, 1892–1895*. New York: Cooper Square Press, 2002.

Stansell, Christine. *City of Women: Sex and Class in New York, 1789–1860*. Urbana: University of Illinois Press, 1987.

Star, Susan Leigh. "The Ethnography of Infrastructure." *American Behavioral*

Scientist 43, no. 3 (1999): 377–91.

Steinbeck, John. *The Acts of King Arthur and His Noble Knights.* New York: Penguin, 1976.

Stokes, I. N. Phelps. *The Iconography of Manhattan Island, 1498–1909.* Union, N.J.: Lawbook Exchange, 1998.

Strasser, Susan. *Waste and Want: A Social History of Trash.* New York: Metropolitan, 1999.

Sullivan, Robert. *Rats: Observations on the History and Habitat of the City's Most Unwanted Inhabitants.* New York: Bloomsbury, 2005.

Thompson, E. P. "Time, Work-Discipline, and Industrial Capitalism." *Past and Present* 38 (1967): 56–97.

Thompson, Michael. *Rubbish Theory: The Creation and Destruction of Value.* New York: Oxford University Press, 1979.

Tocqueville, Alexis de. *Democracy in America.* Edited by J. P. Mayer. Translated by George Lawrence. Garden City, N.Y.: Doubleday, 1969.

Tomes, Nancy. "The Private Side of Public Health: Sanitary Science, Domestic Hygiene, and the Germ Theory, 1870–1900." In *Sickness and Health in America: Readings in the History of Medicine and Public Health*, edited by Judith Leavitt and Ronald Numbers. 3rd ed. Madison: University of Wisconsin Press, 1997.

Trotter, Joe. "African American Fraternal Associations in American History: An Introduction." *Social Science History* 28, no. 3 (2004): 355–66.

Turner, Victor. *The Ritual Process: Structure and Anti-structure.* Ithaca, N.Y.: Cornell University Press, 1969.

Ukeles, Mierle Laderman. "Leftovers/It's About Time for Freshkills." *Cabinet* 6 (2002).

Van Auken, William. "Bloomberg Blooper Stirs Union Wrath." *The Chief*, July 6, 2001.

van Gennep, Arnold. *The Rites of Passage*. London: Routledge and Kegan Paul, 1960.

Wagman, Morton. "Corporate Slavery in New Netherland." *Journal of Negro History* 65, no. 1 (1980): 34–42.

Wagner, Gernot. *But Will the Planet Notice? How Smart Economics Can Save the World*. New York: Hill and Wang, 2011.

White, Peter T. "The Fascinating World of Trash." *National Geographic*, April 1983.

Wilbur, Richard. "Transit." In *Collected Poems, 1943–2004*. New York: Harcourt, 2005.

Zerubavel, Eviatar. *Hidden Rhythms: Schedules and Calendars in Social Life*. Berkeley: University of California Press, 1981.

_____. "The Standardization of Time: A Sociohistorical Perspective." *American Journal of Sociology* 88, no. 1 (1982): 1–23.